常见中藏药材
鉴别图册

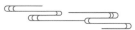

|主编|

尼玛潘多

|副主编|

旺杰次仁　边巴卓玛

四川科学技术出版社

图书在版编目（CIP）数据

常见中藏药材鉴别图册 / 尼玛潘多主编；旺杰次仁，
边巴卓玛副主编. -- 成都：四川科学技术出版社，2024.11.
-- ISBN 978-7-5727-1620-1

Ⅰ. R291.4-64

中国国家版本馆CIP数据核字第2024NZ5297号

常见中藏药材鉴别图册

CHANGJIAN ZHONGZANG YAOCAI JIANBIE TUCE

主　　编　尼玛潘多

副 主 编　旺杰次仁　边巴卓玛

出 品 人　程佳月

策划编辑　何晓霞

责任编辑　胡小华

营　　销　李　卫　刘　成

责任出版　欧晓春

出版发行　四川科学技术出版社

地　　址　四川省成都市锦江区三色路238号新华之星A座
　　　　　传真：028-86361756　邮政编码：610023

成品尺寸　170mm×240mm

印　　张　12.25　字　数　245千

制　　作　成都华桐美术设计有限公司

印　　刷　雅艺云印（成都）科技有限公司

版　　次　2024年11月第1版

印　　次　2024年11月第1次印刷

定　　价　158.00元

ISBN 978-7-5727-1620-1

《常见中藏药材鉴别图册》
编写委员会

主任委员

郭乃雄　苏东辉

副主任委员

吴一楠　次仁罗布　张月娥　达娃卓玛　李海亮　尼珍

主　编

尼玛潘多

副主编

旺杰次仁　边巴卓玛

主　审

张南平

编　委
（按姓氏笔画排序）

边巴卓玛　尼玛潘多　次仁曲吉　次仁旺姆

张沙沙　努珍　旺杰次仁　卓嘎

摄　影

尼玛潘多　李强　卓嘎　努珍

特别鸣谢

孟武威　李强　黎跃成　张继

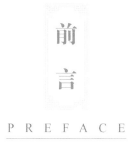

前言

PREFACE

2019年7月,《健康中国行动(2019—2030年)》提出了15项重大行动,其中第一项"健康知识普及行动"要求相关政府部门帮助居民学习、了解并掌握有关预防疾病、早期发现、紧急救援、及时就医、合理用药等维护健康的知识与技能,不断提高健康素养和健康管理能力。

西藏自治区食品药品检验研究院承担着向民众宣传用药安全知识的责任。为帮助民众快速掌握和鉴别常用中、藏药材知识,现亟需一本图文并茂、深入浅出的科普书籍,能以简便实用的方法快速鉴别中、藏药材。

本图册以《中华人民共和国药典》(简称《中国药典》)(2020年版)、《中华人民共和国卫生部药品标准·藏药》第一册(1995年版)等法定标准为依据,以专业知识为基础,以在药品监督检验中搜集的常用中、藏药材的正品与伪品、混淆品为素材,进行实物拍摄,确保了收载内容的准确性与可靠性。

本图册列举了市场常见中、藏药材的正品、伪品、混淆品的鉴别要点,通过文字描述并附彩图的方式,最终汇编成一册图文并茂、科学可靠、方便实用的中、藏药材快速鉴别科普图册,通过简单直观的鉴别方法向社会公众科普常用中、藏药材的鉴别知识。

西藏自治区属于多民族文化聚集地,本图册将为本地区民众普及中、藏医药常识,提升社会公众对中药、藏药的鉴别能力和认知水平,提高普通民众用药的安全性和有效性,为缺乏医药常识的普通民众提供快速鉴别的依据,避免被无良商家误导。

目　录

CONTENTS

丁香（ཨ་ཤེ།）Dingxiang

CARYOPHYLLI FLOS

【名称来源】

　　丁香，又名公丁香、丁子香、支解香、雄丁香、洋丁香等，收载于《中国药典》2020年版一部，为桃金娘科植物丁香*Eugenia caryophyllata* Thunb.的干燥花蕾。本品具有温中降逆，补肾助阳的功效。丁香原产于印度尼西亚、马来西亚，以及非洲等热带地区，约在公元前3世纪沿阿拉伯人开辟的香料之路传入中国。目前，丁香在我国的广东、广西、海南等地有栽培。正品丁香以花蕾入药，形似丁子，称公丁香；混淆品丁香以近成熟果实入药，形似鸡舌，称母丁香或鸡舌香。据民间说法，从汉代开始丁香便用于口含，称为鸡舌香，大臣每向皇帝启奏时，必须口含鸡舌香除口臭。现代人趣称丁香为"古代的口香糖"。丁香不仅是一种具药用价值的中药，还是一种重要的食用香料，属于药食同源品种，常用于烹调、制茶等。此外，丁香作为一种天然香料，提取的精油还可作为化妆品、香水、香烟、焚香用品等的添加剂。

【性状鉴别要点】

　　1.略呈研棒状的花蕾。

　　2.花冠圆球形，棕褐色或褐黄色。

　　3.萼筒圆柱状，红棕色或棕褐色，上部有4枚三角状的萼片，十字状分开。

4. 质坚实，富油性，划之有油渗出，入水萼筒端向下垂直下沉。

5. 气芳香浓烈，味辛辣、有麻舌感（图1-1、图1-2）。

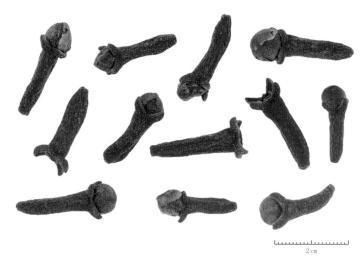

图1-1　丁香1

【品质选购】

丁香主要以其挥发油的含量高低作为品质评定标准，以个大、饱满、色棕紫而新鲜、香气浓郁、油性足、入水则萼筒垂直沉于水面下者为佳（图1-3）。

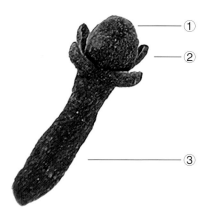

①花冠；②萼片；③萼筒。

图1-2　丁香2

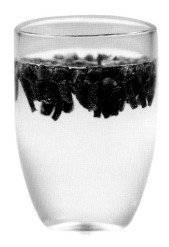

图1-3　丁香水试

【用法用量及注意事项】

1~3 g，内服或研末外敷。不宜与郁金同用。

【贮存方法】

置阴凉干燥处，密封储存。

| 常见混淆品及伪品 |

因丁香药源紧缺，市场上时有混淆品或伪品出现，其药性与正品丁香差异大，不能混用。常见混淆品有母丁香，伪品有樟科植物肉桂子。

混淆品

母丁香：为桃金娘科植物丁香*Eugenia caryophyllata* Thunb.的干燥近成熟果实。呈卵圆形或长椭圆形，表面黄棕色或褐棕色，有细皱纹；顶端有四个宿存萼片向内弯曲成钩状；种仁由两片子叶相对抱合成倒卵形，棕色或暗棕色，似鸡舌，称"鸡舌香"。质较硬，难折断。破之常纵裂为 2 瓣。气香，味麻辣。（图1-4、图1-5）。

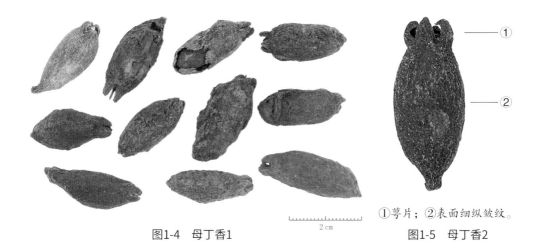

2 cm

图1-4　母丁香1

①萼片；②表面细纵皱纹。

图1-5　母丁香2

伪 品

肉桂子：为樟科植物肉桂*Cinnamomum cassia* Presl的带宿萼的未成熟果实。略呈倒卵形，宿萼呈高脚杯状，上部边缘具不明显的六浅裂，表面暗棕色，有皱纹，有的萼筒下端具果柄。气香，味辣。如图1-6、图1-7。

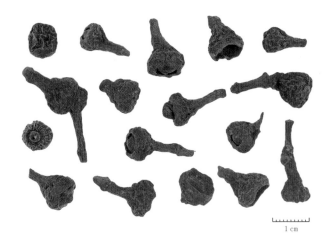

1 cm

图1-6　肉桂子1

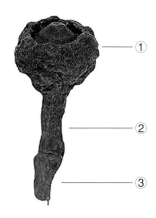

①宿萼；②萼筒；②果柄。

图1-7　肉桂子2

人参（དཀར་པོ་ཆིག་ཐུབ། ）Renshen

GINSENG RADIX ET RHIZOMA

【名称来源】

人参，又名神草、棒槌、黄参、山参、园参、白参、大力参，收载于《中国药典》2020年版一部，为五加科植物人参*Panax ginseng* C.A.Mey.的干燥根和根茎。本品具有大补元气，复脉固脱，补脾益肺，生津养血，安神益智的功效，自古以来拥有"百草之王"的美誉。在古代，人参主产于山西上党，后因森林砍伐导致生态环境被破坏，人参无法生存，资源逐渐枯竭。在现代，人参主产区转移至吉林、辽宁、黑龙江等地，主要为栽培品种。按照地域的不同，人参主要分为中国人参、日本人参、高丽人参等。

人参栽培品种通常叫作"园参"；播种在山林野生状态下自然生长的叫"林下参"，习称"籽海"。园参采挖后，其根茎遗留于土中，经多年后重新长大的称"池底参"，野生环境中自然生长的称"野山参"。由于加工方法不同，新鲜人参洗净直接晒干的称"生晒参"，其中保留全须的称为"全须生晒参"。将鲜参用针扎孔，投入煮沸的冰糖水浸泡而成的称"白糖参"。蒸制后晒干的称"红参"。利用低温冷冻干燥技术加工的称"活性参"。

人参具有较高的药用及食用价值，在中国已有几千年的历史记载，并在世界许多国家被广泛使用。现在人参的使用范围广泛，不仅用于一般病情的治疗，也可用于泡茶、浸酒、炖鸡等，作为日常滋补品。但人参毕竟是味药，尤其是昂贵的野山参或红参一般性体虚或健康人不宜随便食用。还应注意，食用人参有一定的禁忌证和副作用，无论是泡茶、入菜来补益身体，还是治病，都应先咨询医生。

【 性状鉴别要点 】

1. 主根呈纺锤形或圆柱形。

2. 表面灰黄色，上部或全体有疏浅断续的粗横纹及明显的纵皱，下部有支根2~3条，并有许多细长的须根分支，须根上常有不明显的细小疣状突出。有的人参支根与须根已去除。

3. 根茎（芦头）多拘挛而弯曲，具不定根（芋）和稀疏的凹窝状茎痕（芦碗）。

4. 质较硬，断面淡黄白色，显粉性，形成棕黄色层环纹，皮部有黄棕色的点状树脂道及放射状裂隙。

5. 香气特异，味微苦、甘（图2-1~图2-4）。

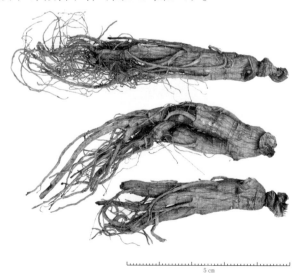

5 cm

图2-1　全须人参

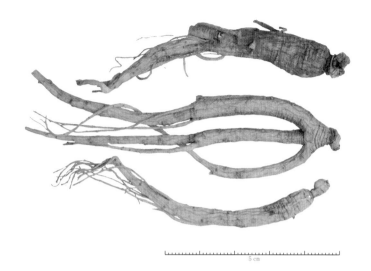

图2-2　全须人参（小）

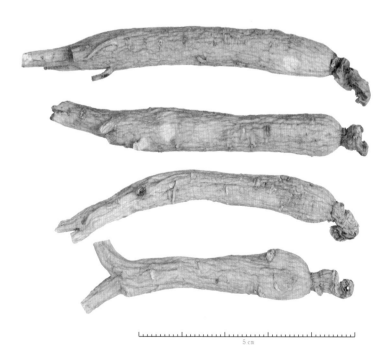

图2-3　人参

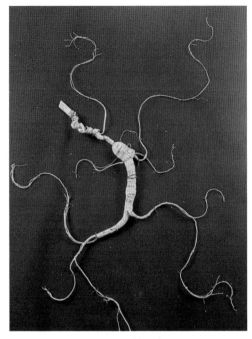

图2-4　林下参

　　1. 呈圆形或类圆形薄片。

　　2. 外表皮灰黄色，切面淡黄白色或类白色，显粉性，形成棕黄色层环纹，皮部有黄棕色的点状树脂道及放射状裂隙。

　　3. 体轻，质脆。香气特异，味微苦、甘（图2-5、图2-6）。

【品质选购】

　　以条粗、质硬、完整者为佳。

【用法用量及注意事项】

　　3～9 g，另煎，兑入汤剂服；也可研粉吞服，一次2 g。不宜与黎芦、五灵脂同用。

【贮存方法】

　　置阴凉干燥处，密闭保存，防蛀。

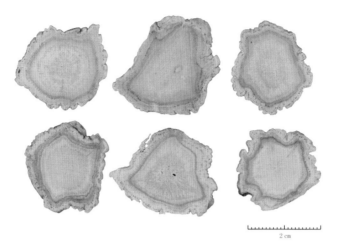

图2-5 人参片（大）

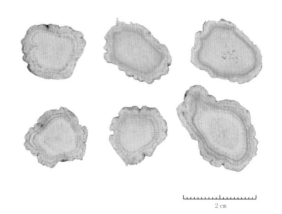

图2-6 人参片（中）

│ 常见伪品 │

　　由于人参属于贵重药材，市场上有商家以桔梗、商陆、党参、华山参等冒充人参销售，有时还将桔梗切片伪充人参片销售。

伪 品

1. 桔梗：为桔梗科植物桔梗*Platycodon grandiflorum*（Jacq.）A.DC.的干燥根。呈圆柱形或略呈纺锤形，下部渐细，有的有分枝，略扭曲。表面淡黄白色至黄色，质脆，易折断。气微，味微甜后苦。如图2-7。

有时还存在把桔梗切片充人参片销售的情况。桔梗片呈椭圆形或不规则厚片。外皮多已除去或偶有残留。切面皮部黄白色，较窄；形成层环纹明显，棕色；木部宽，有较多裂隙。气微，味微甜后苦。如图2-8。

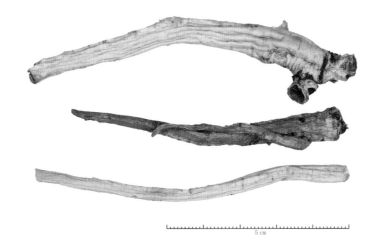

图2-7 桔梗

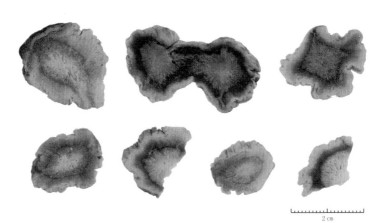

图2-8 桔梗片

2. 商陆：为商陆科植物商陆*Phytolacca acinosa* Roxb.的干燥根。呈圆柱形。外皮灰黄色或灰棕色。断面浅黄棕色或黄白色，木部隆起，形成数个突起的同心性环轮。味稍甜，久嚼麻舌。如图2-9。

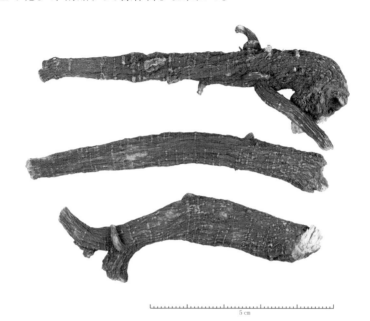

图2-9 商陆

3. 党参：为桔梗科植物党参*Codonopsis pilosula*（Franch.）Nannf.的干燥根。呈长圆柱形，稍弯曲，表面灰黄色、黄棕色至灰棕色，根头部有多数疣状突起的茎痕及芽，根头下有致密的环状横纹，栽培品环状横纹少或无；质稍柔软或稍硬而略带韧性，味微甜。如图2-10。

4. 华山参：为茄科植物漏斗泡囊草*Physochlaina infundibularis* Kuang 的干燥根。呈长圆锥形或圆柱形，略弯曲，有的有分枝。表面棕褐色，有黄白色横长皮孔样突起、须根痕及纵皱纹，上部有环纹。顶端常有1至数个根茎，其上有茎痕和疣状突起。具烟草气，味微苦，稍麻舌。如图2-11。

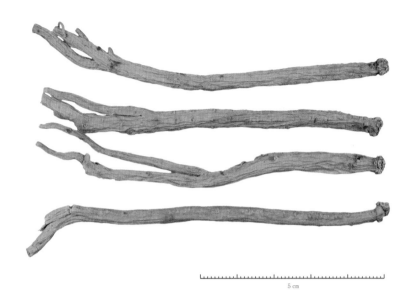

图2-10 党参（栽培品）

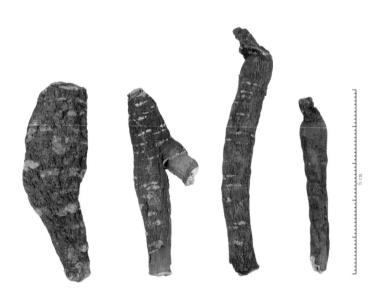

图2-11 华山参

八角茴香（གཟེར་འཁོར）Bajiaohuixiang

ANISI STELLATI FRUCTUS

【名称来源】

八角茴香，又名大茴香、五香八角、唛角、大料、八角、广茴香、大茴，收载于《中国药典》2020年版一部，为木兰科植物八角茴香*Illicium verum* Hook.f.的干燥成熟果实。本品具有温阳散寒，理气止痛的功效。八角茴香原产于广西，并广泛分布于福建、广东、贵州等地，是我国南方亚热带地区的特产。

八角茴香是我国香料界中的"老大"，是传统出口的重要产品之一，属于药食同源品种。其不仅具有药用价值，还在冷菜及炖、焖菜肴中广泛应用，也是加工五香粉的主要原料之一。八角茴香的果实、枝叶中提取的芳香油称八角茴香油（简称茴油），是甜香风味酒、啤酒、饮料、糖果等多种食品，以及牙膏、香皂、化妆品及烟草产品中常用的加香原料之一。

【性状鉴别要点】

1. 多由8个蓇葖果组成的聚合果，放射状排列于中轴上，较饱满。

2. 蓇葖果外表面红棕色，有不规则皱纹，顶端呈钝尖的鸟喙状，多不反卷，上侧多开裂而露出种子；内表面淡棕色，平滑，有光泽。

3. 每个蓇葖果含种子1粒，呈扁卵圆形，红棕色或黄棕色，光亮（图3-1、图3-2）。

4. 气芳香特异，辛、甜。

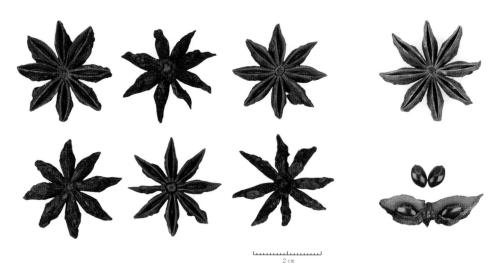

图3-1　八角茴香1　　　　　　　　　　　　　图3-2　八角茴香2

【品质选购】

以个大、完整、色红棕、油性大、香气浓郁者为佳。

【用法用量】

3~6 g，煎服或入丸、散，也可研末外用。

【贮存方法】

置阴凉干燥处，防止霉变。

| 常见伪品 |

市面上较为常见的伪品为同属多种植物的果实，外形与八角茴香相似，因这些植物的果实具一定的毒性，不能作食用香料，应注意鉴别，以防误用。常见的伪品有莽草等。

伪品

莽草：为木兰科植物莽草*Illicium lanceolatum* A. C. Smith的干燥果实。

多为10~13个蓇葖果组成的聚合果，瘦小，先端有较长向背侧弯曲的钩状尖头。气微香特异，味淡，久尝麻舌。如图3~3~图3-6。

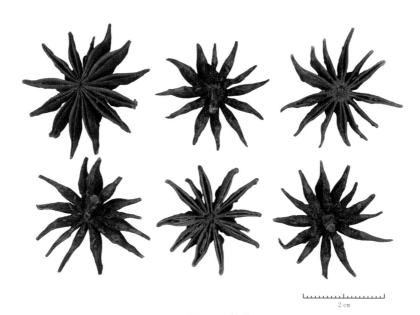

2 cm

图3-3 莽草1

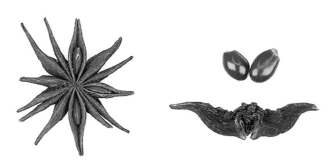

图3-4 莽草2

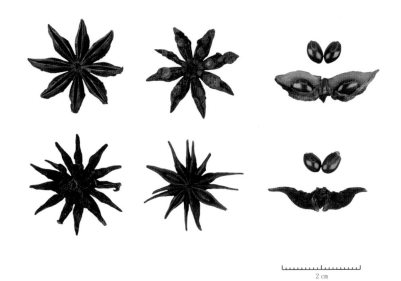

图3-5　八角茴香及莽草对比图

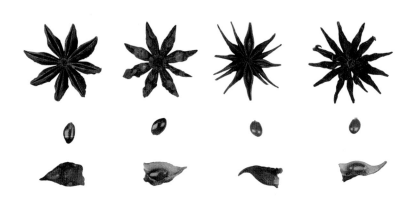

图3-6　八角茴香（左2）及莽草（右2）对比图

三七（ སྦྲང་ཆེན་ཆིག་ཐུབ། ）Sanqi

NOTOGINSENG RADIX ET RHIZOMA

【名称来源】

三七，又名山漆、参三七、田七、金不换、旱三七、开化三七、盘龙七等，收载于《中国药典》2020年版一部，为五加科植物三七*Panax notoginseng*（Burk.）F.H.Chen的干燥根和根茎。本品具有散瘀止血，消肿定痛的功效。三七作为一种著名道地药材，历史上主产区为广西田州（现广西田阳一带）和云南文山，习称"田三七"和"文山七"。随着时代的变迁，云南文山逐渐取代广西田州成为三七的主产地，广西田阳、靖西、百色等地也有栽培；四川、贵州、江西等省也有少量种植。

采挖的三七经过清洗、干燥、修剪，分为不同的规格。剪去根茎与分支的主根习称"三七头子"，剪下的根茎习称"剪口"，支根习称"筋条"，须根习称"绒根"，市场上较少见到"筋条"与"绒根"。质量较好的三七主根表面应光亮，呈灰黄的铜色，断面呈棕黑的铁色，这一特点被形象地称为"铜皮铁骨"；表面具凸起的瘤状物，习称"狮子头"。

三七药材的规格等级用大小（头数）作为指标。头数是指每500 g含三七的个数，与三七表面的疙瘩多少无关。比如20头三七表示500 g重量有20个左右的三七，100头三七表示500 g重量有100个左右的三七，头数越少表示三七越大，等级越高。根据采收时间的不同，又有春三七和冬三七之分。摘去花蕾后于8—9月采收的称为"春七"，此类三七，质量好，产量高。果实成熟后采挖的称为"冬七"，其质量相对差，产量也较低。

三七为我国特有的名贵中药材，也是我国最早的药食同源品种之一，常用来泡酒、煲汤、煮粥等，也可打成药粉后直接服用。此外，三七的花、叶、须根等也均可入药。三七花具有清热、平肝、降压的功效；叶具有止血、消肿、定痛的功效；须根具有散瘀止血，消肿定痛的功效。

【 性状鉴别要点 】

主 根

1. 主根呈类圆锥形或圆柱形。

2. 表面灰褐色或灰黄色，顶端有茎痕，周围有瘤状突起。

3. 断面灰绿色、黄绿色或灰白色。

4. 体重，质坚实，击碎后皮部与木部常分离。

5. 气微香，味苦回甜。

剪 口

1. 呈不规则的皱缩块状或条状。

2. 表面有数个明显的茎痕及环纹。

3. 断面中心灰绿色或白色，边缘深绿色或灰色。

筋 条

呈圆柱形或圆锥形。长2～6 cm，上端直径约0.8 cm，下端直径约0.3 cm（图4-1~图4-8）。

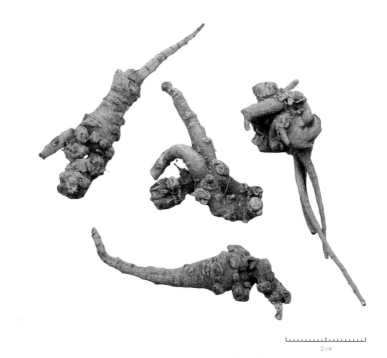

图4-1　三七（全枝）1

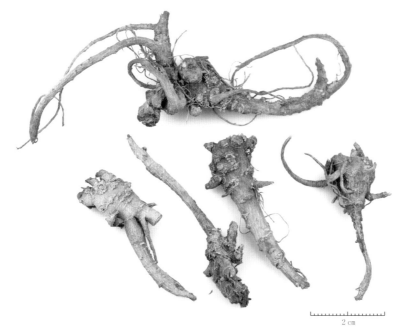

图4-2　三七（全枝）2

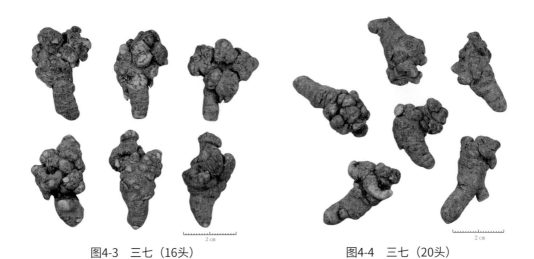

图4-3　三七（16头）　　　　　图4-4　三七（20头）

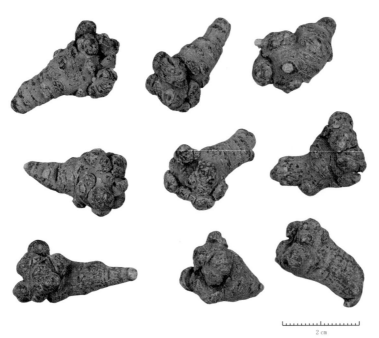

图4-5　三七（40头）

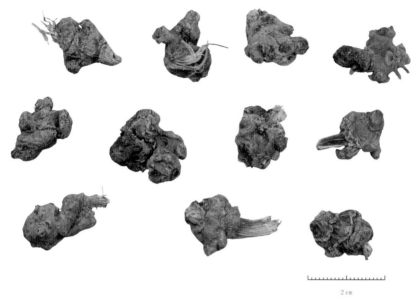

图4-6　三七（剪口）

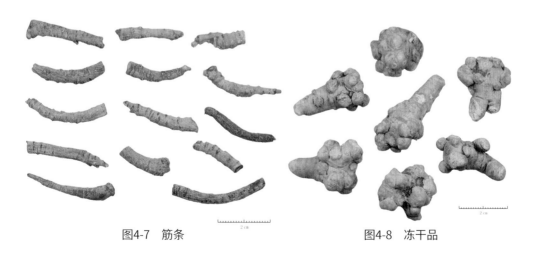

图4-7　筋条　　　　　　　　　　　图4-8　冻干品

【品质选购】

　　优质三七应形状规整，外表无明显的损伤或变形；断面应具有明显的放射状纹理；具有特殊的淡淡的草木香气。选购时以个大、质量重、质坚实，断面灰绿色，无杂质、虫蛀、霉变者为佳。

【用法用量及注意事项】

　　3～9g，研粉吞服，一次1～3g。外用适量。孕妇慎用。

【贮存方法】

　　置阴凉干燥处。

　　目前的三七商品中，主根呈短圆锥形团块状，表面多见突起的称"疙瘩七"。主根呈长圆锥形，表面疙瘩少见，整体似胡萝卜形状的称"萝卜七"。三七表皮的原始颜色与种植地的土壤颜色有关，常见有红棕色、灰褐

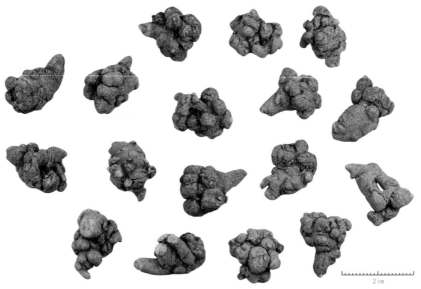

2 cm

图4-9　三七（疙瘩七）

色、土黄色3种。用机械方法彻底去掉三七表面的泥沙与粗糙的栓皮，称为"去皮三七"（图4-9~图4-14）。

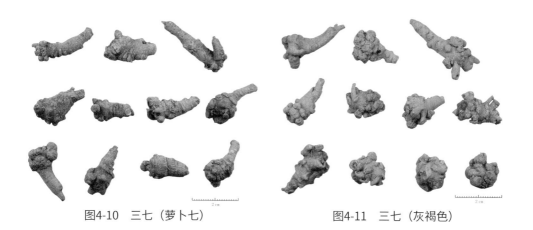

图4-10　三七（萝卜七）

图4-11　三七（灰褐色）

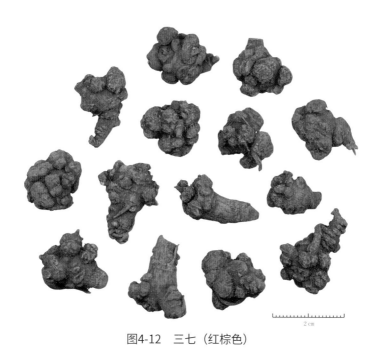

图4-12　三七（红棕色）

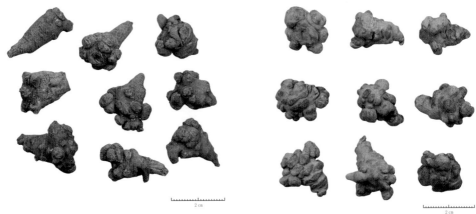

图4-13　三七（土黄色）　　　　　　　图4-14　三七（去皮）

───── 常见混淆品及伪品 ─────

　　由于中药三七具有较强的药理作用，临床应用广泛，疗效显著，且价格昂贵，不良商贩多以珠子参、菊三七、田三七等混淆品冒充野三七，有的还以藤三七及姜黄的加工品冒充三七销售。为保障临床用药安全，在购买三七时，需深入了解三七真品、伪品、混淆品等的特点，以便甄别。

混淆品

　　1. 珠子参：为五加科植物珠子参 *Panax japonicus* C. A. Mey. var. *major*（Burk.）C. Y. Wu et K. M. Feng或羽叶三七 *Panax japonicus* C. A. Mey. var. *bipinnatifidus*（Seem.）C. Y. Wu et K. M. Feng的干燥根茎。略呈圆锥形、扁球形或不规侧菱角形，偶呈连珠状。表面棕黄色或黄褐色，有明显的疣状突起及细根痕。质坚，难折断，断面淡黄白色，粉性，味苦，嚼之刺喉。如图4-15。

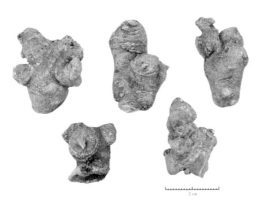

图4-15　珠子参

2.菊三七：为菊科植物菊三七 *Gynura joponica*（Thunb.）Juel的干燥块状根，有时被切成块状。呈不规则肥厚的团块状。表面灰棕色或棕黄色，具瘤状突起的顶端，断续的纵皱和沟纹，并有须根痕，顶端有残留的茎基和芽痕。质坚硬，不易折断，断面不平坦，黄白色至淡棕色，可见异型维管束。气微，味微苦。如图4-16。

3.田三七：为蒟蒻薯科植物裂果薯 *Schizocapsa plantaginea* Hance的干燥块茎。多呈圆球形或长圆形，稍弯曲，长 2~4 cm，直径 1.5~5 cm，先端下陷，有残存的膜质叶基。表面黄白色或浅棕黄色，有粗皱纹，须根痕多数。质稍硬，折断面较平，颗粒性，暗黄褐色，微有蜡样光泽，散有点状维管束。气微，味苦。如图4-17。

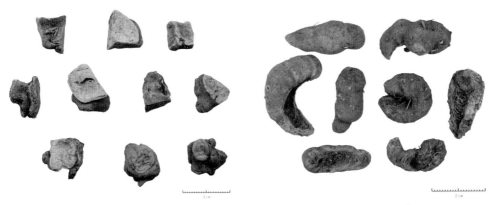

图4-16　菊三七　　　　　　　　　图4-17　田三七

伪品

1. 藤三七：为落葵科植物落葵薯 *Anredera cordifolia*（Tenore）Steenis 藤上的干燥瘤块状珠芽。呈不规则块状，长 2~8 cm，直径 1~3 cm。表面灰褐色，有瘤状突起及圆形疤痕，或具弯曲的纵皱纹。质坚，断面类白色或黄棕色，呈角质或颗粒状。气微，味微甜。如图4-18。

2. 姜黄加工品：为姜科植物姜黄*Curcuma longa* L.的根茎加工而成的仿制品。呈卵圆形或纺锤形。表面浅黄褐色至深黄色，粗糙，头部钝圆，基部稍尖，具上疏下密的环状节，有圆形分枝痕及须根痕。质坚硬，断面棕黄色至金黄色，角质样，有蜡样光泽，近外侧有一黄色环纹，中部具黄色点状维管束。香气特异，味极苦、辛。嚼之唾液变黄色。如图4-19。

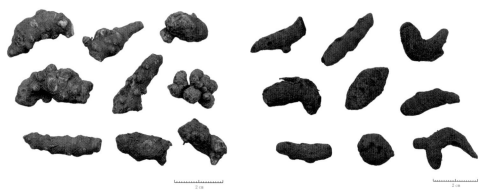

图4-18　藤三七　　　　　　　　　　图4-19　姜黄加工品

川贝母（ཨ་ཕྱིཁ）Chuanbeimu

FRITILLARIAE CIRRHOSAE BULBUS

【名称来源】

川贝母，又名贝母、川贝、贝壳母、岷贝、乌花贝母、尖贝、松贝、京川贝等，收载于《中国药典》2020年版一部，为百合科植物川贝母*Fritillaria cirrhosa* D. Don、暗紫贝母*Fritillaria unibracteata* Hsiao et K. C. Hsia、甘肃贝母*Fritillaria przewalskii* Maxim.、梭砂贝母*Fritillaria delavayi* Franch.、太白贝母*Fritillaria taipaiensis* P. Y. Li或瓦布贝母*Fritillaria unibracteata* Hsiao et K. C. Hsia var. *wabuensis*（S. Y. Tanget S. C. Yue）Z. D. Liu，S. Wang et S. C. Chen的干燥鳞茎。按性状不同分别习称"松贝""青贝""炉贝"，太白贝母和瓦布贝母为川贝母"栽培品"。本品具有清热润肺，化痰止咳，散结消痈的功效。民间常用川贝母与雪梨一起蒸煮，用来缓解和治疗肺虚久咳。

川贝母主产于四川、青海、西藏、云南，以四川产质最优，为四川道地药材，故称为川贝母。松贝因旧时集散地在四川松潘而得名，其体积小，如豆如珠，又称"珍珠贝""米贝"。青贝因旧时集散地在四川青州（现四川夹江县东部一带）而得名，体型比松贝稍大。炉贝因旧时集散地在打箭炉（现四川康定）而得名，在贝母中体型最大。炉贝又分黄、白两种，白炉贝产于青海，色白、质坚实；黄炉贝产于西藏，粒大，质松散。川贝母的栽培品是引种栽培的太白贝母和瓦布贝母。4个品种的川贝母中以松贝质量最优。

　　川贝母应用历史悠久，疗效卓越，由于川贝母野生资源的减少，市场需求量大，价格较高。而同为贝母"家族"的平贝母、伊贝母等虽外观性状相似，却价格悬殊。一些不法商人，用小的平贝母冒充川贝母（松贝），怎么辨别？口尝味道是微微发苦而有回甜的，就是正品川贝母。反之，味苦难散、难以下咽，十之八九就是平贝母冒充的。

【性状鉴别要点】

 松贝

　　1. 呈类圆锥形或近球形，表面类白色。

　　2. 外层有两枚鳞瓣，大小悬殊，大瓣紧抱小瓣，未抱部分呈新月形，习称"怀中抱月"。

　　3. 顶部闭合，稍尖，底部平，微凹入，中央有一灰褐色的斑。

　　4. 颗粒圆整而均匀，置于桌上不倒，形似观音坐莲台，习称"观音坐莲"。

　　5. 质硬而脆，富粉性。

　　6. 气微，味微苦（图5-1~图5-3）。

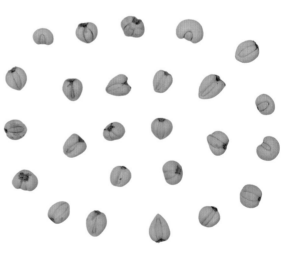

2 cm

图5-1　川贝母（松贝5.0~6.5 mm）

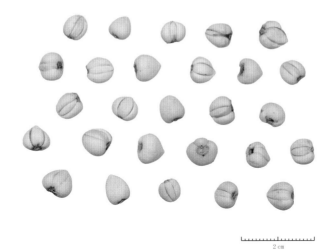

图5-2　川贝母（松贝6.5~8.0 mm）

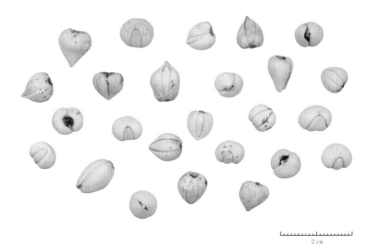

图5-3　川贝母（松贝9~12 mm）

1. 呈类扁球形，表面类白色。

2. 外层两枚鳞瓣，大小相近，相对抱合。

3. 顶端多开裂，犹如双手捧合，习称"观音合掌"。

029

4.质硬而脆，断面富粉性。

5.味微苦，回甜（图5-4）。

（炉贝）

1.呈长圆锥形，表面类白色或浅棕黄色。

2.两枚鳞瓣大小相近。

3.顶端瘦尖，均开口，外形似马牙，习称"马牙嘴"。

4.有的外表面具棕色斑块。似老虎的斑纹，习称"虎皮斑"。

5.质硬而脆，断面富粉性。

6.味微苦（图5-5、图5-6）。

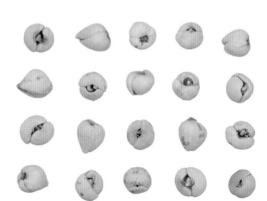

图5-4 川贝母（青贝）

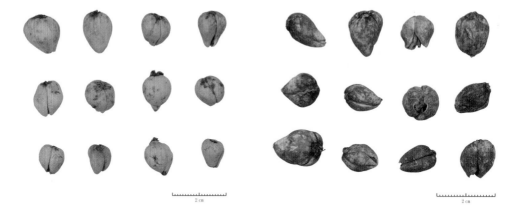

图5-5 白炉贝

图5-6 黄炉贝

（太白贝母）

1.呈类扁球形或短圆柱形，表面类白色或浅棕黄色。

2.两枚鳞瓣大小相近。

3.顶端多开裂而较平，表面稍粗糙，有的具浅黄色斑点（图5-7）。

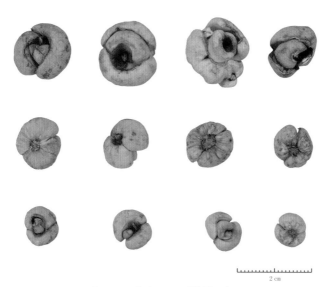

图5-7 太白贝母（栽培品）

【品质选购】

松贝以个小，均匀，完整，质坚实色白而有光泽者为佳；青贝以均匀，完整，色白粉性足者为佳；炉贝以完整，均匀，色白，有粉性者为佳。如出现颜色不均，显油性，是川贝母在烘烤过程中温度过高导致淀粉糊化所致，习称"油粒"，质量次之（图5-8）。

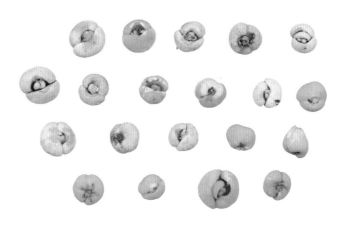

图5-8 川贝母（青贝劣品，油粒）

【用法用量及注意事项】

3～10 g；研粉冲服，一次1～2 g。不宜与川乌、制川乌、草乌、制草乌、附子同用。

【贮存方法】

置通风干燥处，防虫蛀。

|　常见混淆品　|

市场上一些不法药商为追逐经济利益常以平贝母（小平贝）冒充松贝，以湖北贝母冒充瓦布贝母，以新疆贝母冒充青贝，以栽培的伊犁贝母冒充栽培的太白贝母，导致市场上的川贝母真假难辨。

混淆品

1. 平贝母（小平贝）：为百合科植物平贝母*Fritillaria ussuriensis* Maxim.的干燥小鳞茎，其磨制成的小粒常在市场上冒充松贝。

呈类圆锥形或近球形，表面类白色。外层有两枚鳞瓣，大小悬殊，大瓣紧抱小瓣，未抱部分呈新月形，小瓣与大瓣的抱合处大多色深。顶部闭合，稍尖，底部稍平或圆，大多不能立于桌子，不成典型的"观音坐莲"。质硬而脆，富粉性。气微，味苦。如图5-9。

2. 湖北贝母：为百合科植物湖北贝母*Fritillaria hupehensis* Hsiao et K. C. Hsia的干燥鳞茎。不法商贩大多冒充瓦布贝母出售，市场上不常见。

呈扁圆球形。表面类白色至淡棕色。外层鳞叶2瓣，肥厚，大小悬殊，大瓣紧抱小瓣，顶端闭合或开裂。基部凹陷呈窝状，残留有淡棕色表皮及少数须根。单瓣鳞叶呈元宝状，边缘呈锋利状。质脆，断面类白色，富粉性。气微，味苦。如图5-10。

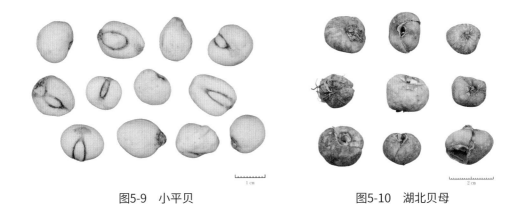

图5-9　小平贝　　　　　　　　　图5-10　湖北贝母

3. 伊贝母（新疆贝母）：为百合科植物新疆贝母*Fritillaria walujewii* Regel 的干燥鳞茎。市场上的不法商贩大多冒充青贝出售。

呈扁球形，高0.5～1.5 cm。表面类白色，光滑。外层鳞叶2瓣，月牙形，肥厚，大小相近而紧靠。顶端平展而开裂，基部圆钝，内有较大的鳞片和残茎、心芽各1枚。质硬而脆，断面白色，富粉性。气微，味微苦。如图5-11。

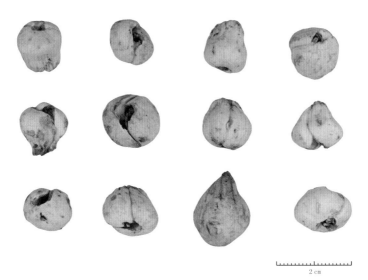

图5-11　新疆贝母

4. 伊贝母（伊犁贝母）：为百合科植物伊犁贝母*Fritillaria pallidiflora* Schrenk 的干燥鳞茎。市场上的不法商贩大多以栽培的伊犁贝母冒充太白贝母出售。

呈圆锥形，较大。表面稍粗糙，淡黄白色。外层鳞叶2瓣，肥大，一片较大或近等大，抱合。顶端稍尖，少有开裂，基部微凹陷。如图5-12。

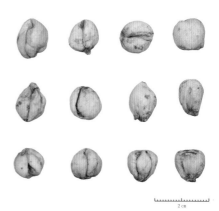

图5-12　伊犁贝母

5. 山慈菇（独蒜兰）：为兰科植物独蒜兰*Pleione bulbocodioides*（Franch.）Rolfe的干燥假鳞茎。商品习称"冰球子"。

呈圆锥形，瓶颈状或不规则团块。顶端渐尖，尖端断头处呈盘状，基部膨大且圆平，中央凹入，有1~2条环节，多偏向一侧。撞去外皮者表面黄白色，带表皮者浅棕色，光滑，有不规则皱纹。断面浅黄色，角质半透明。气微，味淡，带黏性。如图5-13。

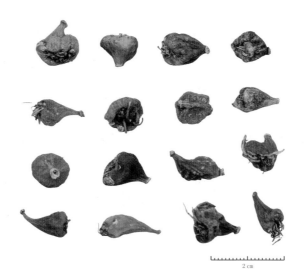

图5-13　山慈菇

小豆蔻（རྒྱ་གར་སྐུག་སྨེལ།）Xiaodoukou

CARDAMOMI FRUCTUS

【名称来源】

　　小豆蔻，又名三角豆蔻、印度豆蔻、豆蔻、圆豆蔻、小果豆蔻等，收载于《中华人民共和国卫生部药品标准·维吾尔药》分册，为姜科植物小豆蔻*Elettaria cardamomum* White et. Maton的干燥成熟果实。本品具有止血止呕、爽口悦志和健胃助食的功效。小豆蔻是世界著名的植物药与香料，被称为"香料皇后"，是昂贵的香料之一。其原产于印度南部、斯里兰卡，在印度、印度尼西亚、危地马拉等地大量种植，中国海南也有引种。小豆蔻作为印度传统植物药与香料，在印度有超过两千年的食用历史，在印度食品的烹饪、西点烤制、奶茶与咖啡中普遍使用。在印度，小豆蔻与生姜一起做成的茶是一种非常有名的饮料，还有许多人常随身携带小豆蔻，时时嚼食，用于缓解肠胃等不适或使口气清新。小豆蔻也是藏医与维吾尔医用药，以"加素"之名始载于《四部医典》，现被多国药典收载。

【性状鉴别要点】

　　1. 呈长卵圆形，两端尖，具三钝棱。

　　2. 表面绿色或淡棕色，有细密的纵纹，顶端有突起的柱基，基部有凹入的果柄痕。

　　3. 种子呈长卵圆形或3~4面体形，外披无色薄膜状假种皮。

4.气芳香而浓烈，味辣、微苦（图6-1、图6-2）。

【品质选购】

以个大，饱满，香气浓郁者为佳。

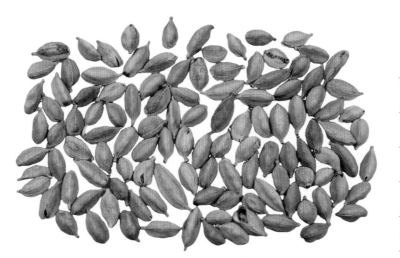

图6-1　小豆蔻1

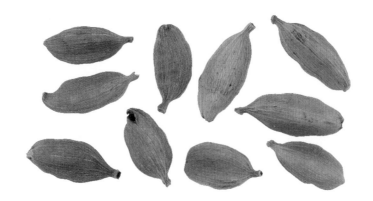

图6-2　小豆蔻

【用法用量及注意事项】

3~6g，入煎剂宜后下，也可入丸、散，外用研末适量。

【贮存方法】

置阴凉干燥处，密闭储存，防止走味。

───────── │ 常见伪品 │ ─────────

市面上常见红豆蔻冒充小豆蔻出售。

伪 品

红豆蔻：为姜科植物大高良姜*Alpinia galanga*（Linn.）Willd. 的干燥成熟果实。如图6-3。

呈长球形，中部略细，表面红棕色或暗红色，略皱缩，顶端有时可见黄白色管状宿萼残留，基部有果梗痕。果皮薄，易破碎。种子6个，扁圆形或三角状多面体形，呈黑棕色或红棕色。气香，味辛辣。

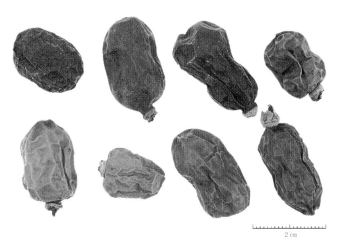

2 cm

图6-3　红豆蔻

山药（ཞག་ནོད།）Shanyao

DIOSCOREAE RHIZOMA

【名称来源】

　　山药又名怀山药、淮山药、薯蓣、土薯、山薯、薯药等，收载于《中国药典》2020年版一部，为薯蓣科植物薯蓣*Dioscorea opposita* Thunb.的干燥根茎。本品具有补脾养胃，生津益肺，补肾涩精的功效。

　　山药最初以野生为主，现主要为栽培品。以产于河南温县、孟县（今孟州市）、武陟、博爱、沁阳（旧怀庆府所在地）等地的山药产量最大，质量最佳，故有"怀山药"之称，以上地区也是我国地理标志产品"铁棍山药"的产区。产于南方的山药称"淮山药"或简称"淮山"。冬季茎叶枯萎后采挖，切去根头，洗净，除去外皮和须根，干燥，习称"毛山药"；除去外皮，趁鲜切厚片，干燥，称"山药片"；也有选择肥大顺直的毛山药，置清水中，浸至无干心，闷透，切齐两端，用木板搓成圆柱状，晒干，打光，习称"光山药"。

　　山药作为药食同源的典型代表，具有很高的食用和药用价值，深受广大民众的喜爱。无论是生食还是熟食，其口感都很好。我国各地山药做法可谓是五花八门，可蒸可煮、可煎可炒、可炖可焖，除了做成餐桌上的各种美味佳品之外，还被做成糕点和饮品。

【性状鉴别要点】

毛山药

1. 略呈圆柱形，弯曲而稍扁，长15～30 cm，直径1.5～6.0 cm。

2. 表面黄白色或淡黄色，有纵沟、纵皱纹及须根痕，偶有浅棕色外皮残留。

3. 体重，质坚实，不易折断，断面白色，粉性。

4. 气微，味淡、微酸，嚼之发黏（图7-1、图7-2）。

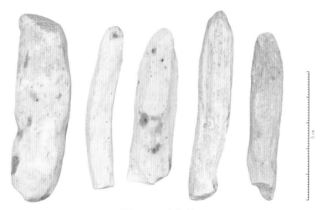

图7-1　毛山药1

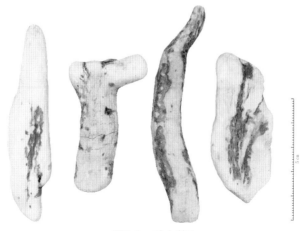

图7-2　毛山药2

光山药

呈圆柱形,两端平齐。表面光滑,白色或黄白色(图7-3、图7-4)。

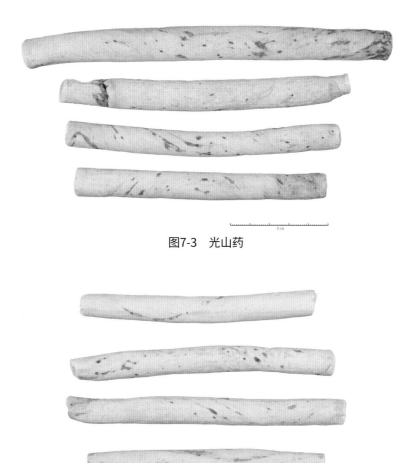

图7-3　光山药

图7-4　光山药

山药片

为不规则的厚片,皱缩不平,切面白色或黄白色,质坚脆,粉性。气微,味淡、微酸(图7-5、图7-6)。

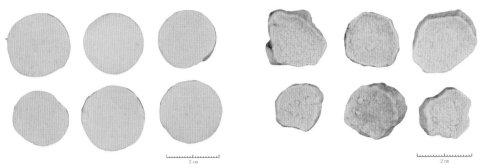

图7-5 山药片（圆片）　　　　　　图7-6 山药片（鲜切片）

【品质选购】

以身长、条粗、质坚实、粉性足、色洁白者为佳。

【用法与用量】

15～30 g，煎服或入丸散，外用适量。

【贮存方法】

置通风干燥处，防蛀。

| 常见混淆品及伪品 |

　　由于药用山药片加工方法为趁鲜切厚片后干燥，有些地方用参薯代替山药的情况比较普遍，还有的用天花粉片、木薯片、广山药片等代替。因为山药含大量黏液和淀粉，较难干燥，为了防止山药在干燥中霉变、腐烂，有些不法分子使用工业硫黄过度熏制，造成二氧化硫超标。这种山药色泽白，闻起来有股刺鼻的味道或有明显的酸味，口尝有酸涩感，消费者要谨慎购买。

混淆品

1.**广山药片**：为薯蓣科植物褐苞薯蓣*Dioscorea persimilis* Prain et Burkill的干燥根茎加工的横切片。

呈圆形、类圆形。切面白色或黄白色，偶见裂隙。质坚脆，粉性，手捏之光滑感差。无臭，味微甘、微酸。嚼之发黏。如图7-7。

2.**参薯片**：为薯蓣科植物参薯*Dioscorea alata* L.干燥块茎的加工品，鲜切片多为斜切片，干切片多为横切片。

呈不规则的厚片，皱缩不平，切面白色或黄白色，质坚脆，粉性。气微，味甘、微酸。如图7-8。

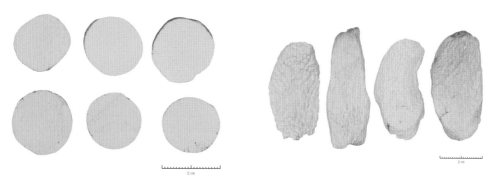

图7-7　广山药片　　　　　　　图7-8　参薯片（鲜切片）

伪品

1.**天花粉片**：为葫芦科植物栝楼*Trichosanthes kirilowii* Maxim.干燥根的加工品。

呈类圆形、半圆形或不规则形的厚片。外表皮黄白色或淡棕黄色。切面可见黄色木质部小孔，略呈放射状排列。气微，味微苦。如图7-9。

2.**木薯片**：为大戟科植物木薯*Manihot esculenta* Crantz的块根加工的横切、斜切厚片。

　　呈类圆形、椭圆形的厚片。表面类白色，有的残留棕褐色外皮。切面类白色，向内可见淡黄色经脉环纹，有的显裂隙，中间有一小木心。味淡。如图7-10。

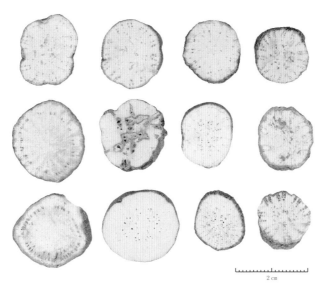

图7-9　天花粉片

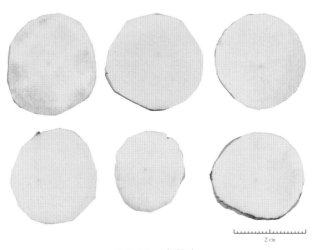

图7-10　木薯片

山楂（ཤིང་ཏི།）Shanzha

CRATAEGI FRUCTUS

【名称来源】

山楂，又名北山楂、山里红果、映山红果、鼠查、棠梂、大山楂、山查、糖梂等，收载于《中国药典》2020年版一部，为蔷薇科植物山里红 *Crataegus pinnatifida* Bge. var. major N. E. Br.或山楂 *Crataegus pinnatifida* Bge.的干燥成熟果实。秋季果实成熟时采收、切片、干燥。本品具有消食健胃，行气散瘀，化浊降脂的功效。

我国山楂资源丰富，山里红产于东北及河北、河南、山东、山西、内蒙古、江苏、陕西等地；山楂产于吉林、辽宁、河北、山东、山西、江苏等地。辽宁南部和华北等地为中药山楂的重要产区，为栽培的山里红及山楂。山东省也是山楂的主产区之一，选育出较多优良品种，其中青州产的中药山楂质量最优，驰名全国，称为"青州府山楂"。

山楂不仅以果实入药，其叶、核、根等也是中药材。山楂果实营养丰富，食用与药用价值都很高，属药食同源品种。目前药用和食用的山楂主要是栽培品山里红。

【性状鉴别要点】

1. 外观呈圆形片，皱缩不平。直径1.0～2.5 cm。

2. 外皮红色，具皱纹，有灰白色小斑点。有的片上可见短而细的果梗或花萼残迹。

3. 果肉深黄色至浅棕色。

4. 中部横切片具5粒浅黄色果核，果核骨质坚硬，但核多脱落而呈中空。

5. 气微清香，味酸、微甜（图8-1~图8-4）。

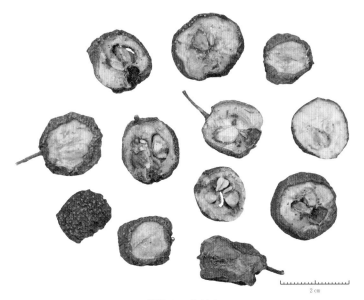

图8-1　山楂1

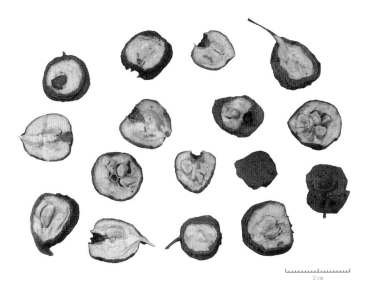

图8-2　山楂2

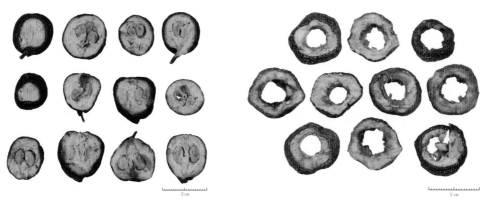

图8-3　山楂3　　　　　　　　　　　　图8-4　山楂（去核）

【品质选购】

　　以片大、皮红、肉厚、核小者为佳。对于切面颜色变深或发黑，发霉的变色山楂，购买时应注意鉴别（图8-5）。

【用法用量】

　　9～12 g，煎服或入丸、散，外用适量。

【贮存方法】

　　置通风干燥处，防蛀。

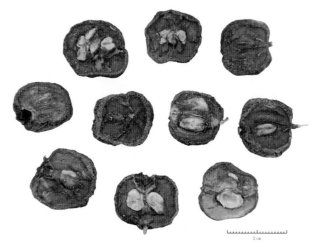

图8-5　变色山楂（劣品）

随着山楂的药用、食用需求的增加和利益的驱使，混淆品及伪品涌入市场很难避免，由于正、伪品之间功效不同，混淆品和伪品不仅影响临床疗效，还可能危害人们身体健康。因山楂多产于北方，故习称"北山楂"；野山楂多生于南方，习称"南山楂"，多为野生，果实比北山楂小。此外，常见的混淆品还有移依、火棘等。

混淆品

1. 广西山楂（移依）：为蔷薇科植物移依*Docynia indica* (Wall.) Dence.或云南移依 *Docynia delavayi* (Franch.) Schneid的干燥果实。

多纵切成类圆形片。外表红棕色或紫红色，具细皱纹。内果皮膜质，不易脱落。味微酸甜而略涩。如图8-6、图8-7。

2. 南山楂：为蔷薇科植物野山楂*Crataegus cuneata Sieb*.et Zucc.的干燥成熟果实。

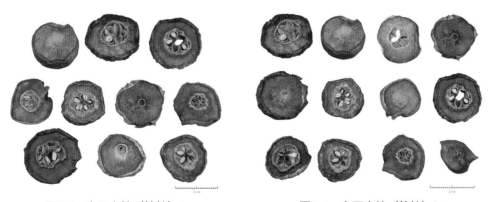

图8-6　广西山楂（移依）1　　　　　　图8-7　广西山楂（移依）2

呈类球形，直径0.8~1.4 cm，有的压成饼状。表面棕色至棕红色，并有细密皱纹，顶端凹陷，有花萼残迹，花萼大多外翻，基部有果梗或已脱落，质硬，果肉薄，内果皮骨质，坚硬。无臭，味微酸涩。如图8-8、图8-9。

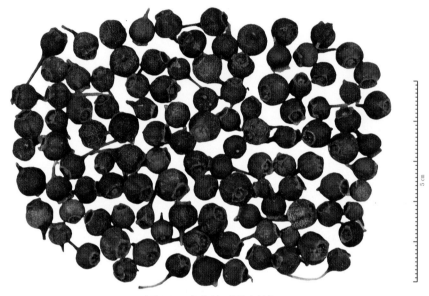

图8-8 南山楂（野山楂）1

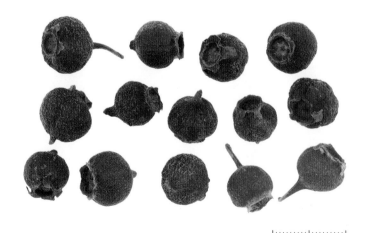

图8-9 南山楂（野山楂）2

3. 火棘: 为蔷薇科植物火棘*Pyracantha fortuneana* (Maxim.) Li 的干燥成熟果实。

呈扁球形或球形，直径 4~6 mm。表面红色或暗红色，皱缩，顶端具宿存花萼残基，花萼大多不外翻，基部有果柄或果柄痕。果肉柔软，种子5，半月形，表面棕黑色，有光泽。气微，味微酸、涩。如图8-10、图8-11。

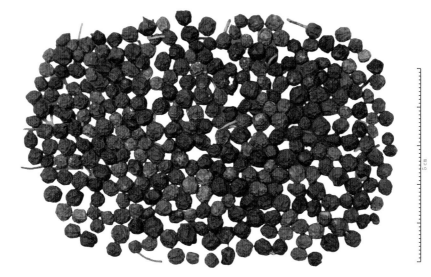

图8-10　火棘1

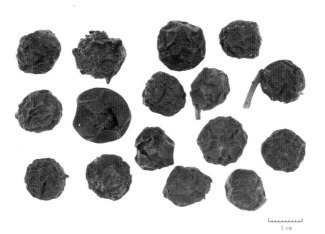

图8-11　火棘2

天麻（ར་མོ་བག་ཆེན།）Tianma

GASTRODIAE RHIZOMA

【名称来源】

天麻，又名赤箭、定风草、赤箭芝、神草、鬼督邮、仙人脚、白龙皮，收载于《中国药典》2020年版一部，为兰科植物天麻*Gastrodia elata* Bl.的干燥块茎。天麻为名贵中药，具有息风止痉，平抑肝阳，祛风通络的功效。

从古代到20世纪80年代，天麻皆来源于野生采挖。有研究人员经过多年的研究发现了天麻和蜜环菌的共生关系，开展天麻的人工栽培并成功。随着栽培技术的成功，至20世纪90年代以后，我国涌现出一大批"天麻之乡"。天麻的主要栽培区集中在陕西、湖北、云南、安徽、贵州、四川、西藏等地；野生天麻在云南、贵州、四川、重庆、陕西、湖北等地仍有少量分布与产出。现今以贵州大方、云南昭通、陕西汉中为道地产区。天麻作为药食两用的药材，不仅用于临床医疗，民间还常用鲜天麻制作各种膳食，如炖肉、炖鸡、素炒、泡蜂蜜等，还用于酿制天麻酒。

天麻根据块茎的形状、花茎及花的颜色又分为绿天麻、乌天麻、红天麻、黄天麻等。根据采收时间的不同，又有春麻和冬麻之分。4—5月采收的称为"春麻"，质轻瘪瘦，断面空心，表面多皱缩。10—12月采收的称为"冬麻"，质坚体重，饱满不空心。两者外观差异较大（图9-1~图9-4）。

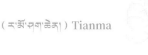

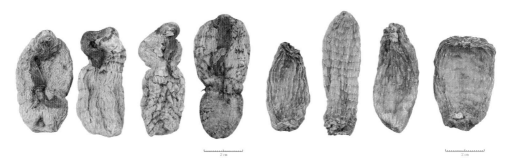

图9-1　天麻（春麻）1　　　　　　　　　图9-2　天麻（春麻）2

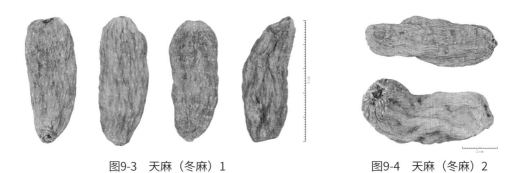

图9-3　天麻（冬麻）1　　　　　　　　　图9-4　天麻（冬麻）2

【性状鉴别要点】

1. 呈椭圆形或长条形，略扁。

2. 表面黄白色至黄棕色，有纵皱纹，俗称"姜片"(又称"蟾蜍皮")；有由潜伏芽排列而成的横环纹多轮，俗称"珍珠点"。

3. 顶端有鹦嘴状的芽或残留茎基，俗称"鹦哥嘴或者红小辫"；末端有圆脐形疤痕，俗称"肚脐眼"。

4. 质坚硬，不易折断，断面较平坦，切面黄白色至淡棕色，角质样。

5. 气微腥（马尿味），味微甘（图9-1~图9-4）。

051

饮片

1.呈不规则的薄片，外表皮淡黄色至黄棕色。

2.切面黄白色至淡棕色。

3.质坚韧，角质样，半透明。

4.气微，味甘，嚼之发黏（图9-5~图9-7）。

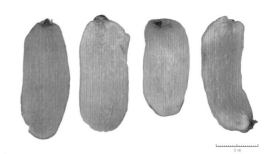

图9-5　天麻片1

【品质选购】

以个大肥厚、完整饱满、色黄白、明亮半透明，质坚实无空心者为佳。

劣质天麻断面颜色发黑，劣质天麻片颜色暗沉。因新鲜天麻肉质肥厚，极难干燥，一些加工者会以硫黄熏蒸达到快速干燥的目的，这种天麻气味刺鼻、口尝发酸。有些不良商家会把劣质春麻和幼小的春麻当作野生天麻出售。对这些产品，消费者要谨慎购买（图9-8~图9-11）。

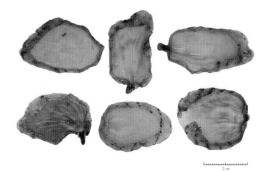

图9-6　天麻片2

【用法用量及注意事项】

研粉，取3～10 g，用温开水冲服。不宜多食。

【贮存方法】

置通风干燥处，防虫蛀。

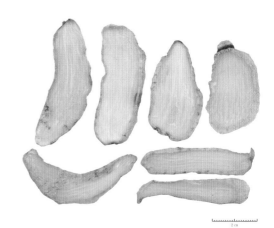

图9-7　天麻片（鲜切）

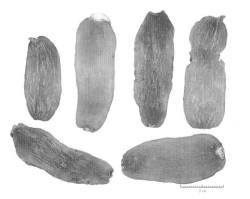

图9-8 天麻片（劣质）

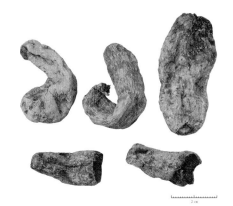

图9-9 天麻（劣质）

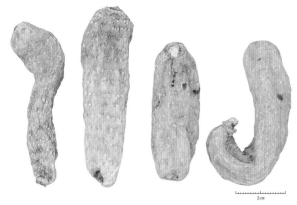

图9-10 天麻（含硫）

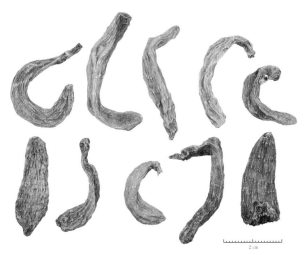

图9-11 幼小春麻（充野生天麻）

┃ 常见伪品 ┃

　　市面上常见的伪品由大丽菊根、紫茉莉根、蕉芋（芭蕉芋）、马铃薯等加工而成。

伪品

1. **大丽菊根**：为菊科植物大丽菊*Dahlia pinnata* Cav.的干燥块根。

呈纺锤形，表面无点状横环纹，具纵皱纹。顶端无鹦哥嘴状芽，另端无圆脐形疤痕，显纤维性。如图9-12。

2. **紫茉莉**：为紫茉莉科植物紫茉莉*Mirabilis jalapa* L.的干燥根。

呈长纺锤形或圆锥形，有的有分支，长6～12 cm，宽1.5~4.0 cm。表面淡黄白色、灰黄白色或灰黄棕色，半透明，有纵沟纹及须根痕，有时扭曲。顶端有长短不一的茎痕。质硬，不易折断，断面不平坦，呈角质样，切面黄白色或淡黄棕色，有时可见同心性环纹。味淡，有刺辣味。如图9-13。

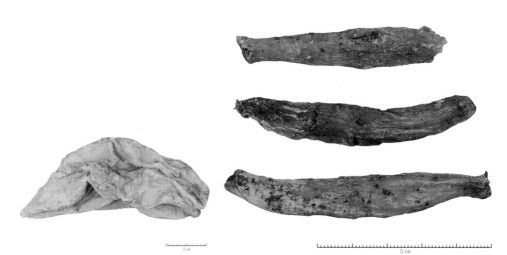

图9-12　大丽菊根　　　　　　　图9-13　紫茉莉

3. 蕉芋：为美人蕉科植物蕉芋*Canna edulis* Ker 的干燥根茎，也称芭蕉芋。

呈椭圆形或长椭圆形，略扁，皱缩而稍弯曲，表面灰黄棕色，有点状或线状横环纹，筋脉明显。顶端无鹦哥嘴状的芽，仅残存茎基。底端无圆脐形疤痕，可见刀切样疤痕。如图9-14、图9-15。

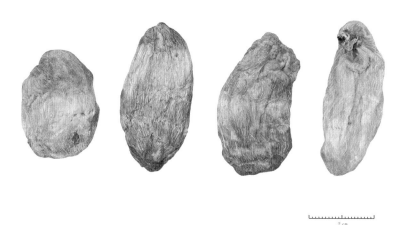

图9-14　蕉芋

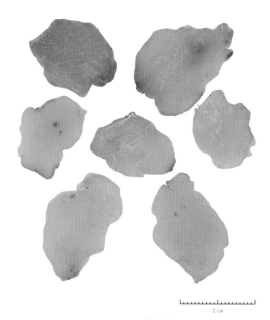

图9-15　蕉芋片

手参（ང་བང་ལག）Shoushen

GYMNADENIAE RHIZOMA

【名称来源】

手参，又名手掌参、佛手参、手儿参、掌参、阴阳草、旺拉（藏药名）、额尔和腾内嘎热（蒙药名）等，收载于《中华人民共和国卫生部药品标准·藏药》第一册（1995年版），为兰科植物手参*Gymnadenia conopsea*（Linn.）R. Br.及西南手参*Gymnadenia orchidis* Lindl.的干燥块茎，因其地下块茎形似手掌而得名。因为块茎生长缓慢也被称为"不老草"。本品具有补肾益气、生津润肺、固本养生、强壮机体的功效。

手参主产于我国的西藏、青海、内蒙古、河北、山西、陕西、甘肃、四川等地，朝鲜、日本、俄罗斯也有分布。西南手参主产于陕西南部、甘肃东南部、青海南部、湖北西部（兴山）、四川西部、云南西北部、西藏东部至南部等地。克什米尔地区至不丹、印度东北部也有分布。虽然手参药材的分布较广，然而一般以产于西藏、青海等地者为佳。

手参为我国传统中药，属珍稀药食两用的药材，应用广泛。在蒙古族、藏族地区，手参作为一种滋补品，可直接煎服饮用或者用于各种营养汤的煲制，深受当地人群的喜爱；作为一种传统民族药，手参还用于藏药和蒙药复方的配伍。藏医经典著作《四部医典》中最早记载了手参，并描述其具有补肾壮阳生精、润肺、安神增智及解肉食毒的功效。蒙医中手参用于治疗肾亏遗精、阳痿、肾寒、腰腿疼痛、"巴木"病、痛风、游痛症及久病体虚。中医认为手参具有补肾益精、生津止渴、消癖和理气止痛功效。

手参资源稀少，食用和药用价值颇高，近年来随着人们生活水平的提高，对其需求也不断增加，在市场上常年被高价出售。由于使用量的增加，导致其野生资源急剧减少，2021年颁布的《国家重点保护野生植物名录》已将手参定为国家二级重点保护野生植物。目前已有研究人员利用人工种植的方式增加产量，减少对野生资源的依赖。

【性状鉴别要点】

1. 本品稍扁，形如手掌。

2. 表面浅黄色至暗棕色，有细横皱纹，顶端有茎残基，周围有点状须根痕。

3. 手参下部有4~12根指状分枝；西南手参下部有 2~6根指状分枝。

4. 质坚硬，不易折断，断面黄白色，角质样。

5. 气微，味淡，嚼之发黏（图10-1~图10-4）。

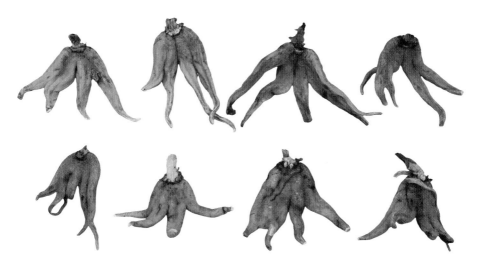

图10-1　手参1

2 cm

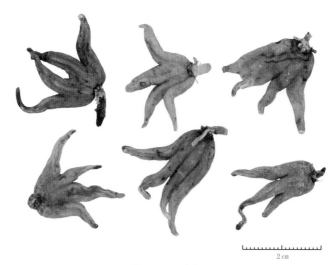

2 cm

图10-2 手参2

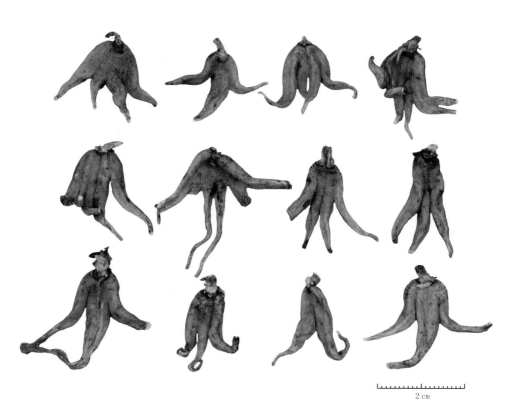

2 cm

图10-3 西南手参1

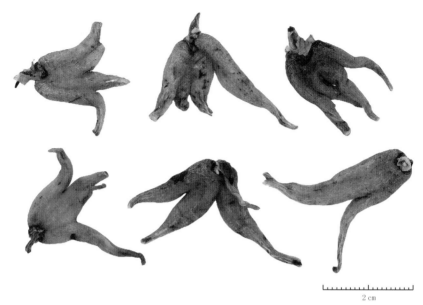

2 cm

图10-4　西南手参2

【品质选购】

　　以色黄白、质坚实、断面角质样、嚼之黏性大者为佳。因新鲜手掌参肉质肥厚，较难干燥，一些加工者会以硫黄熏蒸达到快速干燥的目的，这种手掌参气味刺鼻、口尝发酸，消费者需谨慎购买。

【用法用量及注意事项】

　　3~9 g。单用研细，用温奶冲服或配方。

【贮藏方法】

　　置通风干燥处，防霉、防虫蛀。

龙胆花（སྔོན་རྒྱན།）Longdanhua

GENTIANAE VEITCHIORI HERBA

【名称来源】

龙胆花，又名丛生龙胆、双色龙胆，邦见恩保、榜间、邦见（藏药名），收载于《中华人民共和国卫生部药品标准·藏药》第一册（1995年版），为龙胆科植物蓝玉簪龙胆Gentiana veitchiorum Hemsl.的干燥地上部分（图11–1）。

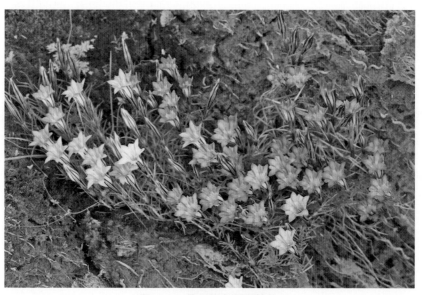

图11-1　蓝玉簪龙胆原植物

蓝玉簪龙胆在藏族、蒙古族医药中有着悠久的使用历史，藏医与蒙医均认为其具有解毒、利喉的功效，主产于西藏、云南西北部、四川、青海及甘肃，尼泊尔也有分布。除蓝玉簪龙胆外，龙胆科植物喜湿龙胆*Gentiana helophila* Balf. F. et Forrest ex Marq.、青藏龙胆*Gentiana futtereri* Diels et Gilg的花或全草，也常以单味或复方入药。

近年来，蓝玉簪龙胆中的活性成分被提取后广泛应用于食品、药品、化妆品等领域，尤其是护肤产品在市场上备受欢迎。以蓝玉簪龙胆的提取物为原料的漱口水、保湿水和润肤乳等在市场上广泛销售。民间还将其用于代茶饮，以达到清火的目的。

【 性状鉴别要点 】

1. 呈长条形，略扭曲，长 5~15 cm。

2. 茎黄绿色，质脆，易折断，断面中空。

3. 叶线状披针形或矩圆状披针形。

4. 花萼筒暗紫红色，裂片披针形，与萼筒近等长。

5. 花冠干缩，具褶皱，易折断，呈狭长漏斗形，黄绿色至深蓝紫色，深紫色条纹与黄绿色条纹纵向相间分布。

6. 气微，味苦（图11-2、图11-3）。

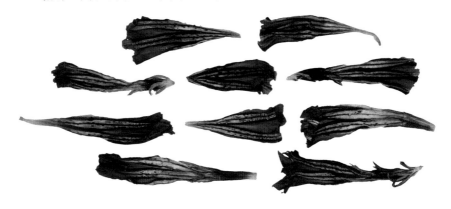

2 cm

图11-2　蓝玉簪龙胆1

【品质选购】

以色明亮，完整者为佳。

【用法用量及注意事项】

3~6 g，配方用。

【贮存方法】

置通风干燥处。

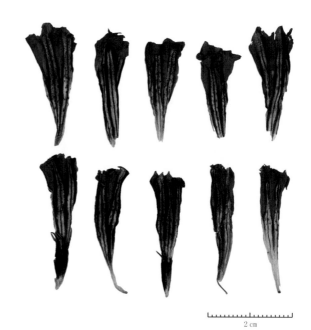

2 cm

图11-3　蓝玉簪龙胆2

| 常见混淆品 |

由于龙胆科多种植物的花外形特征相似，辨识较难，"同名异物"现象普遍存在，容易使消费者误用或混用，影响用药的准确性和安全性。目前市面上常见的混淆品有岷县龙胆、乌奴龙胆等。

混淆品

1. 岷县龙胆：为龙胆科植物岷县龙胆 *Gentiana purdomii* Marq. 的干燥全草。本品呈钟状，多皱缩，无花梗或具有短花梗。花萼呈钟状，顶端5裂；花冠倒锥状圆筒形，淡黄色，表面具蓝色条纹，裂片边缘具波状齿。气微，味苦。如图11-4、图11-5。

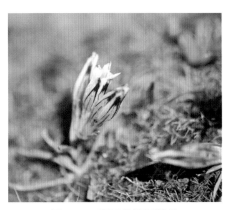

图11-4　岷县龙胆原植物

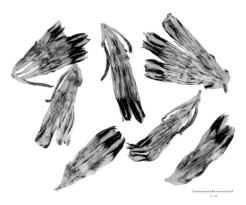

图11-5　岷县龙胆药材

2.乌奴龙胆：为龙胆科植物乌奴龙胆*Gentiana urnula* H.Smith.的干燥全草。本品皱缩成团，细小。根细弱，卷曲，黄白色至黄褐色，质脆。茎下部有2～3对鳞片状，上部鳞片状叶密集呈覆瓦状排列。花皱缩呈纺锤形。花冠筒部黄白色至黄褐色，上部具深蓝色条纹。气微，味苦。如图11-6、图11-7。

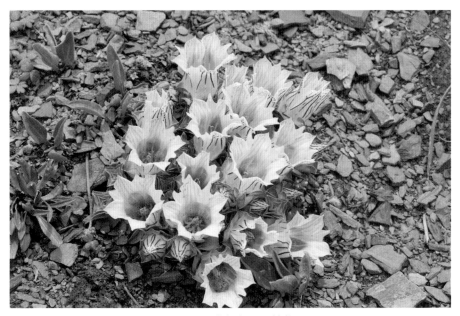

图11-6　乌奴龙胆原植物

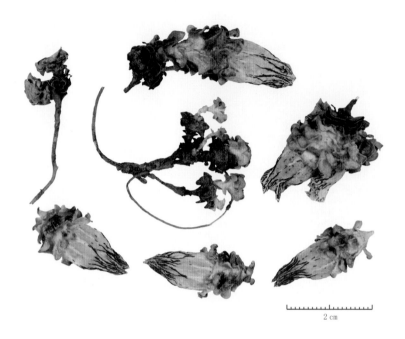

图11-7　乌奴龙胆药材

冬虫夏草（ དབྱར་རྩྭ་དགུན་འབུ། ）Dongchongxiacao

CORDYCEPS

【名称来源】

冬虫夏草，又名冬虫草、夏草冬虫，俗称"虫草"，藏语称"雅扎贡布"，"雅"即"夏"，"扎"即"草"，"贡"即"冬"，"布"即"虫"，是一种昆虫与真菌的结合体，收载于《中国药典》2020年版一部，为麦角菌科真菌冬虫夏草菌*Cordyceps sinensis*（BerK.）Sacc.寄生在蝙蝠蛾科昆虫幼虫上的子座和幼虫尸体的干燥复合体。本品具有补肾益肺，止血化痰等功效。

【性状鉴别要点】

1. 虫体似蚕，略弯曲，表面深黄色至黄棕色，头部黄棕色至红棕色。

2. 虫体背侧环纹明显，是三窄一宽的排列。

3. 足8对，中部4对较明显。

4. 子座细长圆柱形，多单生。

5. 气微腥，味微苦（图12-1~图12-11）。

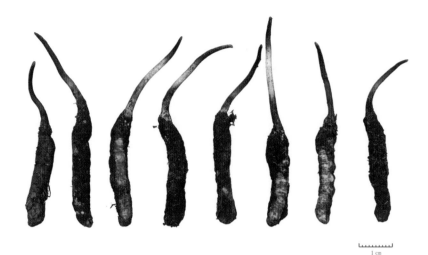

图12-1　冬虫夏草鲜品（带菌膜）

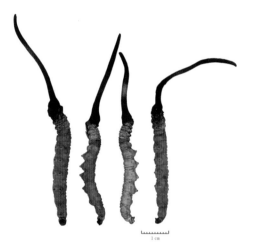

图12-2　冬虫夏草鲜品（去菌膜）

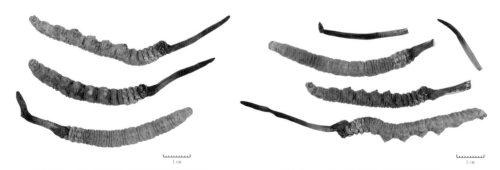

图12-3　冬虫夏草（西藏那曲比如）　　　　图12-4　冬虫夏草（西藏那曲）

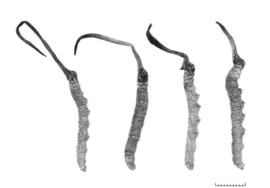

图12-5　冬虫夏草（青海杂多）

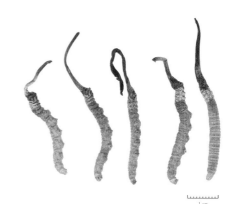

图12-6　冬虫夏草（青海治多）

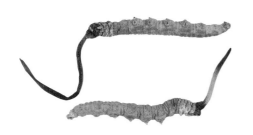

图12-7　冬虫夏草（青海玉树）

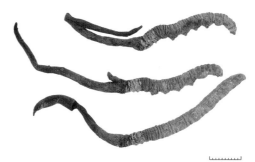

图12-8　冬虫夏草（四川甘孜）

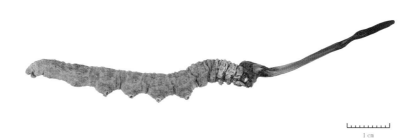

图12-9　冬虫夏草特写（干品）

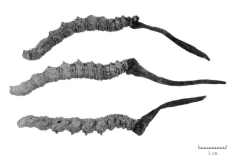

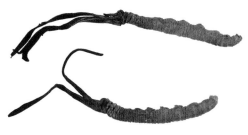

图12-10　冬虫夏草（西藏林芝）　　　　　　图12-11　冬虫夏草（多个子座）

正品

　　冬虫夏草（人工繁育的冻干品）：虫体似蚕，较肥胖，表面黄白色至黄棕色，表面具有众多小斑块。足8对，中部具明显的腹足4对；头部黄棕色至红棕色；头部较小，略皱缩，表面黄棕色至红棕色。胸节颜色较浅，弯曲，呈黄白色至浅棕黄色，具细密的环纹。质脆，易折断。子座呈细长圆柱形，表面深棕色至棕褐色，有细纵皱纹；表面光滑。质脆易断。气微腥，味微苦。如图12-12~图12-15。

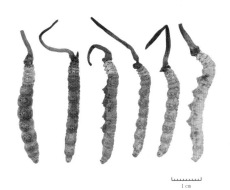

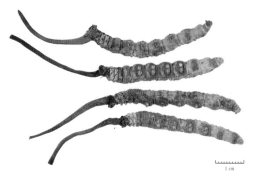

图12-12　冬虫夏草（人工繁育品）　　　　　图12-13　冬虫夏草（人工繁育品）

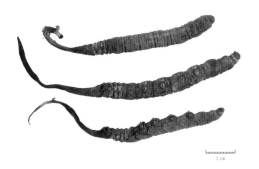

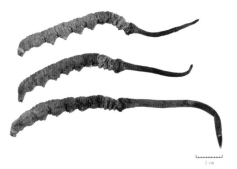

图12-14　冬虫夏草（人工繁育品）　　　图12-15　冬虫夏草（仿野生繁育品）

【品质选购】

以虫体完整、外色黄亮、内色白、丰满肥大、子座短小者为佳。

【用法用量及注意事项】

3～9 g，煎服，或入丸、散，或与鸡、鸭炖服，久服宜慎。

【贮存方法】

置阴凉干燥处，防蛀。

─── 常见劣质品、混淆品及伪品、伪制品 ───

冬虫夏草由于野生资源稀缺，产量少，价格昂贵，一些不法商贩掺杂造假，市面上出现了不少劣质品、混淆品、伪品及伪制品。有的劣质品用金属粉末加泥或胶水抹在冬虫夏草上以增加重量，或者在虫体中加入铁丝、铅块等增重；有的劣质品用草签或竹签拼接断草以次充好；有的以凉山虫草、新疆虫草、亚香棒虫草、香棒虫草等混淆品充当正品；伪制品主要由面粉压模、橡胶压模、植物块茎冒充；还有一些发酵的虫草菌，名称相似容易造成混淆。消费者应注意鉴别。如图12-25～图12-41。

劣质品

1. 竹签草（穿条）：将断草用竹签或草签穿起来，形成一个完整的冬虫夏草。如图12-16。

2. 瘪草：由于采挖时间晚，虫体营养被草头吸收过多从而导致虫体变瘪，变空。如图12-17。

3. 陈草：由于长期存放并被空气氧化，体表的光泽度降低或消失，颜色变暗。如图12-18。

4. 断草：由于冬虫夏草在采挖、刷净、后期的销售过程中发生了折断，分成多节。如图12-19。

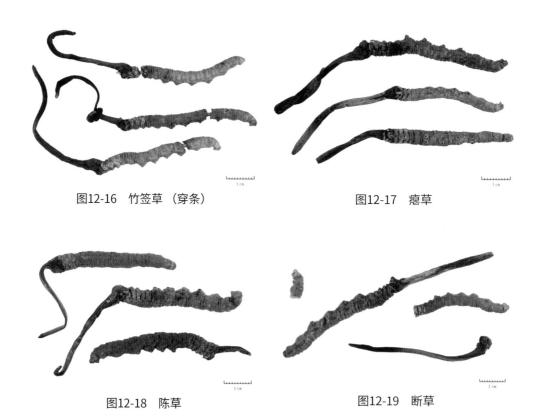

图12-16　竹签草（穿条）　　　　　　　　图12-17　瘪草

图12-18　陈草　　　　　　　　　　　　图12-19　断草

5. 黑草：由于冬虫夏草保存不当，吸湿发潮、发霉甚至蛀虫，导致发黑。如12-20。

6. 胶粘草：将断草用强力胶粘连起来，形成一个完整的冬虫夏草。如图12-21。

7. 多泥草：将冬虫夏草表面人为沾染上泥土或故意不刷净表面泥土以达到增重的作用。如图12-22。

8. 药水草：将冬虫夏草用化学物质增重，市场称"药水草"。如图12-23。

9. 铅增重草：因冬虫夏草的子座与铅粉颜色相似，用胶将铅粉与子座粘连在一起。如图12-24。

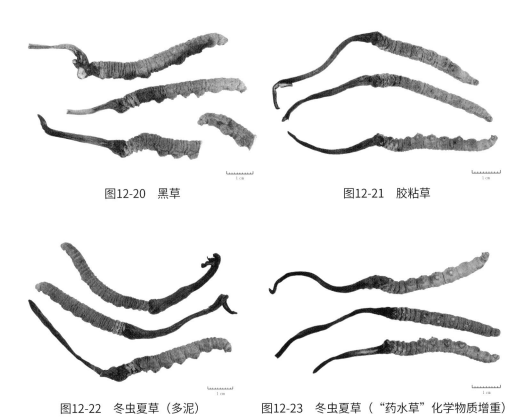

图12-20　黑草　　　　　　　　　　图12-21　胶粘草

图12-22　冬虫夏草（多泥）　　图12-23　冬虫夏草（"药水草"化学物质增重）

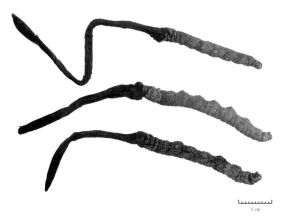

图12-24　冬虫夏草（铅增重）

混淆品

1. 凉山虫草：为麦角菌科真菌凉山虫草*Cordyceps liangshanensis* Zang，Hu et Liu 寄生在鳞翅目昆虫幼虫上的子座及幼虫尸体的复合体。

本品虫体似蚕状，较粗，长3~6 cm，直径0.6~1.0 cm。外有菌丝膜呈棕褐色，除去菌膜呈暗红棕色，环纹8~12条，足不明显。子座细长类圆柱形。气味腥，味淡。如图12-25、图12-26。

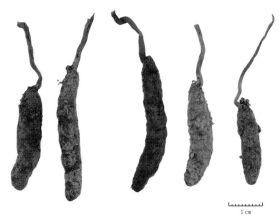

图12-25　凉山虫草（带菌膜）

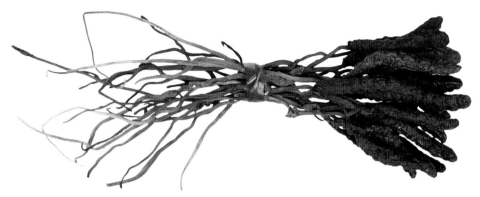

图12-26　凉山虫草（去掉菌膜）

2. 新疆虫草：为麦角菌科真菌新疆虫草 *Cordyceps gracilis* （Grev.）Dur. et Mont寄生在蝙蝠蛾科阿尔泰蝙蝠蛾幼虫或幼虫的子座及幼虫尸体的复合物。

本品虫体形如蚕，表面深棕色、黄棕色或棕黄色，具光泽，有环纹20~40个。头部小，红棕色；有足8对，中部4对较明显；体轻，质脆，易折断；断面平坦，淡黄白色。子座罕见，细长圆柱形，较短，黄棕色至棕褐色，顶端膨大成圆球形。气微腥，味微苦。如图12-27。

3. 香棒虫草：为麦角菌科真菌香棒虫草 *Cordyceps barnessii* Thwaites. 寄生在鞘翅目昆虫金龟子幼虫的子座及幼虫尸体的复合体。

本品虫体似蛴螬，呈弯曲的扁肾形，粗短，长1.5~2.0 cm，直径约0.5 cm，表面棕黄色，头较小，具一对螯牙，体部有密环纹。子座线形。如图12-28。

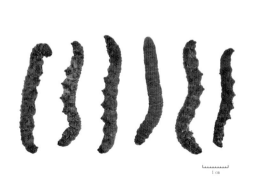

图12-27　新疆虫草

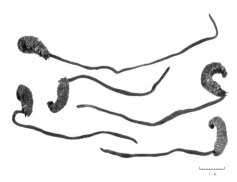

图12-28　香棒虫草

4. 蛹虫草：为麦角菌科真菌蛹虫草 *Cordyceps militaris*（L.）Link寄生于鳞翅目或鞘翅目多种昆虫蛹上形成的子座和虫体的复合物。

本品由蛹体与从蛹头部或节部长出的单个或数个子座相连而成。蛹体长椭圆形，长2~5 cm，直径1.5~2.0 cm；表面棕色至棕黑色，有环纹 5~10个，质脆，易折断，断面灰白色。子座细长圆柱形，长2~8 cm，极少分支，直径约0.3 cm；表面橙黄色至棕黄色，上部稍膨大；质柔韧，断面淡黄色。气腥，味淡。如图12-29。

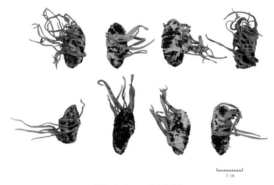

图12-29　蛹虫草

5. 虫草花：为麦角菌科真菌蛹虫草 *Cordyceps militaris*（L.）Link接种于人工培养基上所得的干燥子实体。

本品子实体橙色，深浅不一。体细长，圆柱形或扁条形，微弯曲；长3~8 cm，直径1~3 mm，扁平者宽可在1 cm以上。表面有细小的皱纹，顶部稍呈指状膨大。质韧，不易折断，断面淡黄色或黄褐色。气微腥，味淡。如图12-30。

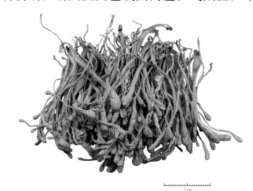

图12-30　虫草花

6. 亚香棒虫草（古尼虫草）：为麦角菌科真菌亚香棒虫草 *Cordyceps hawkesii* Gray 寄生在蝙蝠蛾科昆虫幼虫上的子座和幼虫尸体的复合体。

本品虫体似蚕，长 3~5 cm，直径 0.5~0.7 cm，表面密布白色或淡黄色菌膜，除去菌膜虫体呈黑褐色。有环纹 20~30 个，足 8~11 对，头部红棕色，有光泽，子座类圆柱形，长 3~7 cm，直径 3 mm，淡黄色至黑褐色，有时分叉，顶部膨大。如图 12-31。

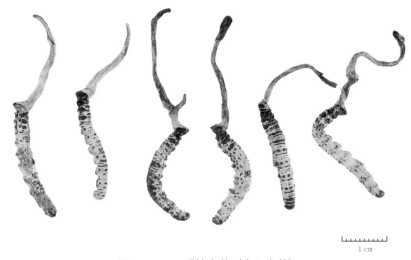

1 cm

图12-31　亚香棒虫草（古尼虫草）

7. 白僵蚕：为蚕蛾科昆虫家蚕 *Bombyx mori* L. 4～5 龄的幼虫感染（或人工接种）白僵菌 *Beauveria bassiana*（Bals.）Vuillant 而致死的干燥体。

本品略呈圆柱形，多弯曲皱缩。表面灰黄色，被有白色粉霜状的气生菌丝和分生孢子。头部较圆，足 8 对，体节明显，尾部略呈二分歧状。质硬而脆，易折断，断面平坦，外层白色，中间有亮

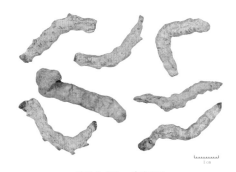

1 cm

图12-32　白僵蚕

075

棕色或亮黑色的丝腺环4个。气微腥，味微咸。如图12-32。

8. 蝉花：为麦角菌科大蝉草*Cordyceps cicadae* Shing及寄主山蝉若虫的干燥体。

本品由虫体与从虫头部长出的真菌孢梗束或子座相连而成。虫体呈长椭圆形，微弯曲，表面灰褐色至棕黄色，大部分被灰白色菌丝包被，头部隐约可见眼及口器，胸腹间两侧具有一对翅芽，下侧有2对足，腹部呈圆锥形，背面有环节，尾短尖。数枚灰褐色或灰白色孢梗束从虫体前端生出，分枝或不分枝，白色粉状，柄部褐色或黑褐色；或子座单个或数枚成束地从虫体前端生出，长条形，常卷曲、扭曲、中空，其柄部深肉桂色，有时具有不孕的小分枝，头部呈棒状，灰褐色或灰白色。质脆，易折断，虫体内充满白色或类白色松软物质。气微腥，味淡。如图12-33。

9. 山蝉花（雄蝉花）：有些地方也称独角龙，为麦角菌科真菌独角龙弯颈霉*Cordyceps cicadae* Shing（*Tolypocladium dujiaolongae* Y.P. Cao & C.R. Li）寄生在蝉若虫形成的菌-虫复合体。

本品由虫体与从虫头部长出的真菌孢梗束或子座相连而成。子座角状，较高大。如图12-34。

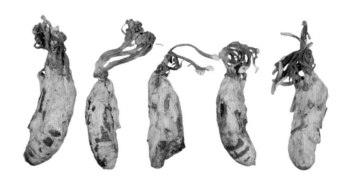

图12-33　蝉花

1 cm

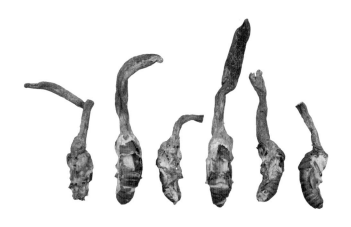

图12-34　山蝉花

伪品及伪制品

1. 甘露子：为唇形科植物甘露子*Stachys sieboldii* Miq.的地下块茎。本品无子座，无足、无虫体头尾之分。表面黄白色或棕褐色，纺锤形，两头略尖，略皱缩而扭曲，有环节4~15个。微甜，有黏性。如图12-35。

2. 拼接虫草：用胶水将昆虫幼虫与菊科橐吾属某种植物的根进行拼接而成。如图12-36。

3. 面粉压模伪制品：用面粉及模具压制而成。这类虫草质脆，易折断。如图12-37。

4. 橡胶压模伪制品：用橡胶和模具压制而成，手摸有橡胶的弹性感。如图12-38。

5. 染色的亚香棒虫草：用染料将亚香棒虫草染成金黄色。如图12-39~图12-41。

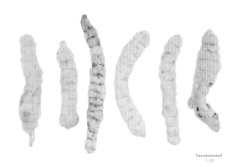

图12-35　伪品（甘露子）

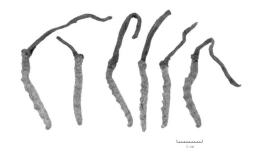

图12-36　伪品（拼接虫草）

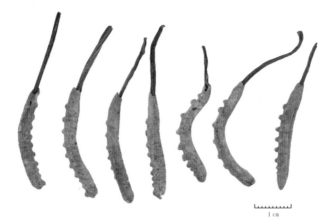

图12-37　伪制品（面粉压模）

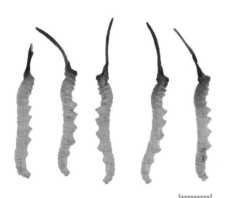

图12-38　伪制品（橡胶压模）

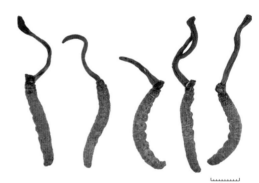

图12-39　染色的亚香棒虫草

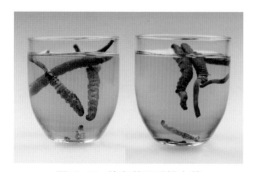

图12-40　染色的亚香棒虫草

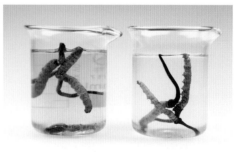

图12-41　冬虫夏草水试（左伪品、右正品）

附注

　　冬虫夏草最早记载于8世纪中期藏族医药典籍《月王药诊》，公元15世纪《藏医千万舍利》对冬虫夏草有详细的描述。至清代随着民族大融合，藏汉文化交融，这种"一物竟能兼动植"的神秘之物进入中原，方为中医药界所熟知。那么虫草属于动物还是属于植物呢？答案都不是。虫草实际上是一类真菌，冬虫夏草只是其中的一种。那么冬虫夏草到底是怎样形成的呢？每年的春夏温暖季节，雪山草甸冰雪消融，万物复苏，蝙蝠蛾的昆虫将卵产于花草树叶中，繁衍后代，蛾卵经过孵化变成幼虫，钻入土壤，依靠吸取植物的营养成分逐渐长大。冬虫夏草的真菌也在此季节开始活跃，当幼虫受到真菌侵袭后，钻入地面浅层，与此同时菌丝在幼虫体内慢慢生长，虫体逐渐变成充满菌丝的躯壳，埋藏于土壤中。来年春天虫体中的真菌长出子实体而露出地面，外观像一颗小草。至此，就形成了一个完整的"冬虫夏草"（图12-42、图12-43）。

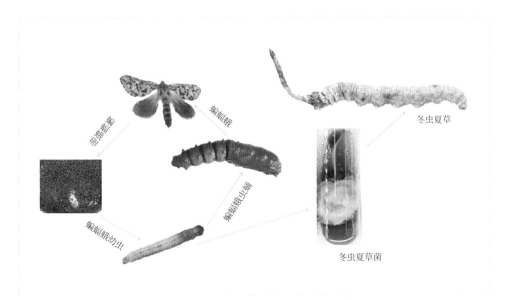

图12-42　冬虫夏草（形成的过程）

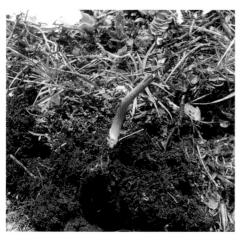

图12-43　冬虫夏草（野外生长）

冬虫夏草生长于海拔3 500~5 000米的高山灌丛及高山草甸。主要分布于我国的青藏高原及毗邻地区，有西藏、青海、四川、云南、甘肃5个省区。国外也仅在喜马拉雅山脉南侧的尼泊尔、不丹、印度有分布，缅甸北部高山区也有分布。冬虫夏草在当地群众的副业收入中占有极其重要的地位，尤其在主产区里更是如此。由于野生冬虫夏草的生长环境条件的要求极为苛刻，野生资源十分有限。所以陆续有很多研究团队对冬虫夏草的人工繁育进行了大量研究，也取得了一定的研究成果，并逐渐形成产业化规模。

野生冬虫夏草加工方法有净选和干燥两种。野外采挖到的冬虫夏草，先除去泥，把冬虫夏草虫体表面所带的泥土和菌膜用手轻轻剥去，再用毛刷将子座以及子座和虫体连接处刷干净。对不同规格及颜色的冬虫夏草进行挑选分类，将瘪草、断条挑出。一般将采收的冬虫夏草分为"头草""二草"和"三草"，其中"头草"和"二草"的质量较好。鲜冬虫夏草活性成分丰富，但其含水量高，不易保存。目前市场上鲜冬虫夏草产品多采用冷链运输和冷冻保存，其保鲜期一般在2个月以内。通常将鲜冬虫夏草使用不同干燥技术（如自然干燥法、烘干法、冷冻干燥法等）制成干品后进行贮藏。

冬虫夏草具有重要的药用价值。近些年，冬虫夏草的产量明显减少，已被《中国大型真菌红色名录》评为易危物种。原国家食品药品监督管理总局曾组织开展了对冬虫夏草的监测检验，在其官网发布了《关于冬虫夏草类产品的消费提示》，强调冬虫夏草属于中药材，不属于药食两用品种。

西红花（ཁ་ཆེ་གུར་ཀུམ།）Xihonghua

CROCI STIGMA

【名称来源】

西红花，又名番红花、藏红花、香红花、撒馥兰、帕芙兰等，收载于《中国药典》2020年版一部，为鸢尾科植物番红花*Crocus sativus* L.的干燥柱头。本品具有活血化瘀，凉血解毒，解郁安神的功效。

西红花原产地伊朗，在欧洲南部的西班牙、法国或意大利也有种植。西红花从印度经由我国西藏传入内地，人们误以为它是西藏特产，故也称为藏红花，有些到西藏的游客会当作西藏特产购买，作为伴手礼。现在我国浙江、上海崇明岛及西藏林芝等地已经引种成功，并具一定的规模（图13-1）。

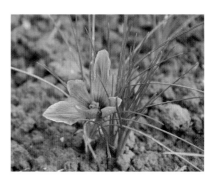

图13-1　西红花原植物

西红花属于名贵的药食同源品种，是天然的香料和调味品，也是名贵的中药材，还有的作为染料用于美容化妆品，用途广泛。西红花的花期短，一朵花中只有三根柱头是药用部位，1 kg柱头需要采摘16万朵左右的鲜花。采摘完全靠人工，所以价格昂贵，被称为"红色的金子"。

【性状鉴别要点】

1. 外观呈线形，三分叉，暗红色。

2. 上部较宽而略扁平，顶端边缘显不整齐的齿状。内侧有一短裂隙，下端有时残留一小段黄色花柱。

3. 体轻，质松软，无油润光泽，干燥后质脆易断。

4. 气特异，微有刺激性，味微苦（图13-2~图13-7）。

5. 水试：取本品浸水中，可见橙黄色线条成直线下降，并逐渐扩散，水被染成黄色，没有沉淀和油滴。久泡顶端显柱头特征（图13-8）。

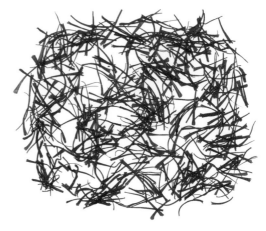

图13-2　进口西红花

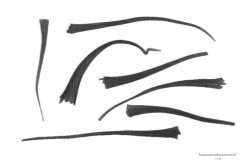

图13-3　进口西红花（放大图）

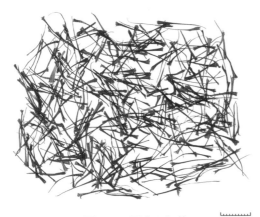

图13-4　国产西红花

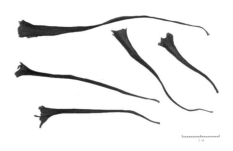

图13-5　国产西红花（放大图）

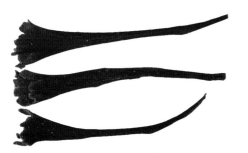

图13-6　西红花特写

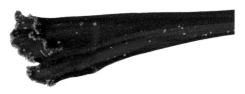

图13-7　花柱上端特写
（顶端呈不规则齿状）

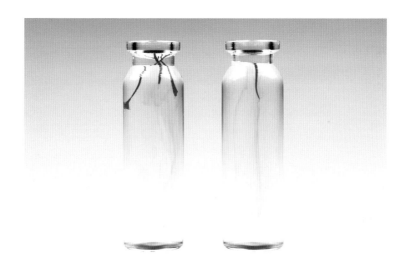

图13-8　西红花水试

【品质选购】

　　以柱头暗红色，黄色花柱少，无杂质者为佳。劣质品黄色花柱多，俗称"黄根"（图13-9、图13-10）。

【用法用量及注意事项】

　　取西红花5~10根，煎服或沸水浸泡后饮用。孕妇慎用。

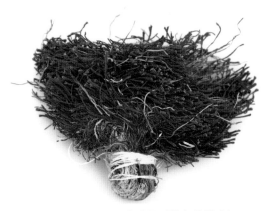

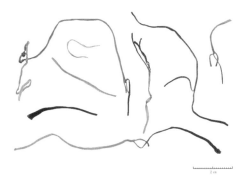

图13-9　劣质品（黄色花柱多）1　　　　　图13-10　劣质品（黄色花柱多）2

【贮存方法】

置通风阴凉干燥处，避光、密闭保存。

──────── | 常见混淆品及伪制品 | ────────

西红花高昂的价格和旺盛的需求导致市场乱象丛生，一些不法药商以假乱真，有的用纸浆、玉米须或莲须加染料和油性物质加工成西红花药材；有的在正品中掺入这些伪制品。还有的将西红花放在潮湿的环境中，吸收湿气以增重。选购时应注意甄别。

混淆品

红花：为菊科植物红花 *Carthamus tinctorius* L.的干燥不带子房的管状花，以红花之名收载于《中国药典》2020年版一部。因其叶子有刺，又被称为刺红花。本品具有活血通经，散瘀止痛的功效。

红花也是一味外来药物，进入中国较早，由西汉的张骞自西域引种而来。全国各地均有种植，目前新疆是红花的主产区。红花价格便宜，与西红花相差数百倍，与西红花在名称上容易混淆，消费者应注意区别。

【红花的性状鉴别要点】

（1）为不带子房的管状花，长1～2 cm。

（2）表面红黄色或红色。花冠筒细长，先端5裂，裂片呈狭条形。

（3）雄蕊5，花药聚合成筒状，黄白色；柱头长圆柱形，顶端微分叉。

（图13-11~图13-14）。

（4）水中浸泡水被染成黄色。

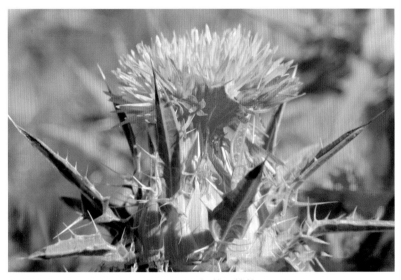

图13-11 红花原植物

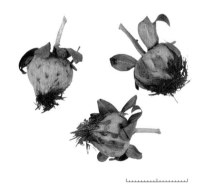

图13-12 红花头状花序

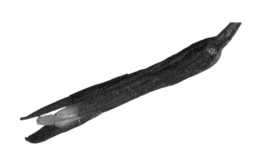

图13-13 红花（放大图）

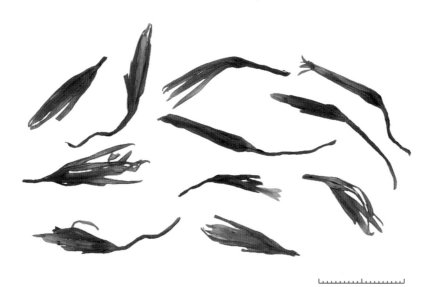

图13-14　红花

伪 制 品

　　1. 西红花雄蕊伪制品：以鸢尾科植物番红花 *Crocus sativus* L.的雄蕊经染色而成。长约 1 cm，呈不规则细柱状，表面深红色，水中浸泡展开后边缘略整齐，显出雄蕊的特征。药室末端箭形，花丝线状，质柔。如图13-15。

　　2. 玉米须伪制品：为禾本科植物玉蜀黍*Zea mays* L.的柱头及花柱经染色的仿制品。呈线形，略扁平，头部不呈喇叭状，边缘具稀疏的毛，具染料的刺激性气味，水中浸泡无橙黄色线条直线下降，水被染成淡红色。如图13-16。

　　3. 纸浆加胶伪制品：用纸浆、染料和强力胶加工而成。多呈不规则细柱状或略扁，两端不呈喇叭状，有时一端略宽或具分叉，表面红色或者深红色，水中浸泡边缘不整齐，时间较长会分解而产生沉淀（纸浆纤维）。如图13-17。

　　4. 纸浆伪制品：用纸浆、染料和油性物质加工而成。多呈不规则细柱状或略扁，两端不呈喇叭状，有时一端略宽或具分叉，表面红色或者深红色，水中浸泡边缘不整齐，时间较长会分解而产生沉淀（纸浆纤维）。如图13-18、图13-19。

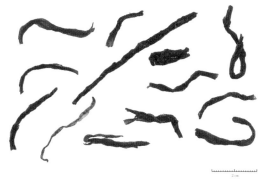

图13-15　西红花雄蕊染色

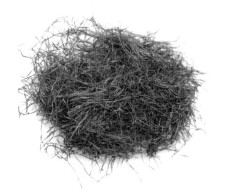

图13-16　玉米须染色

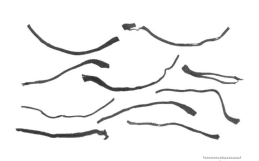

图13-17　纸浆加胶染色

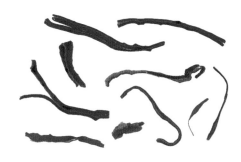

图13-18　纸浆染色

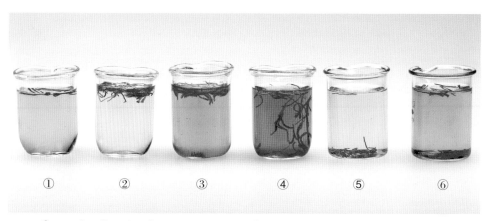

①西红花；②红花；③西红花雄蕊染色；④纸浆染色；⑤玉米须染色；⑥掺伪品

图13-19　西红花正品及伪制品水试图

西洋参（ཀྱི་སྲིང་གི་ཚིག་ཐབ་དཀར་པོ།）Xiyangshen

PANACIS QUINQUEFOLII RADIX

【名称来源】

西洋参，又名花旗参、西洋人参、西参、泡参、花旗人参、美国人参、美洲人参等，收载于《中国药典》2020年版一部，为五加科植物西洋参*Panax quinquefolium* L.的干燥根。本品具有补气养阴，清热生津的功效。

西洋参与人参是五加科 Araliaceae. Juss. 的同属"亲兄弟"，原产于美国北部至加拿大南部一带的原始森林，通常按照产地分为花旗参和加拿大参，现多为栽培。如今我国的吉林靖宇，黑龙江五常，北京昌平、怀柔，还有山东、陕西等地已建立了西洋参的规范化种植区，我国现已成为世界上生产西洋参的第三大国家。

西洋参的商品规格很多，按照西洋参的不同部位，主要分为丛、粒、枝、节、须五大类型。西洋参作为食品原料使用历史悠久，西洋参的服用方法有含化、泡酒、切片代茶饮、加工成细粉制作各种药膳及粥类或直接烹制各种菜肴。随着生活水平的提高，人们也越来越重视养生保健，虽然西洋参是补气良药，但也不是老少皆宜，须在医生的指导下合理使用。

【性状鉴别要点】

1. 外观呈纺锤形、圆柱形或圆锥形。表面浅黄褐色或黄白色，可见横向环纹和线形皮孔细密浅纵皱纹和须根痕。

2. 体重，质坚实。

3. 皮部可见黄棕色小点，形成层环纹棕黄色，木部略呈放射状纹理。

4. 气微而特异，味微苦、甘（图14-1~图14-16）。

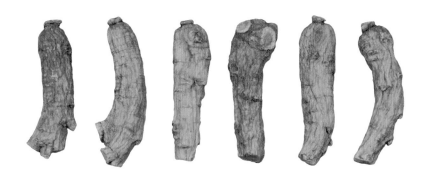

图14-1 西洋参软短枝（国产）

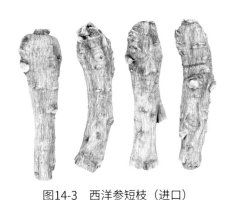

图14-2 西洋参软中枝（国产）　　　图14-3 西洋参短枝（进口）

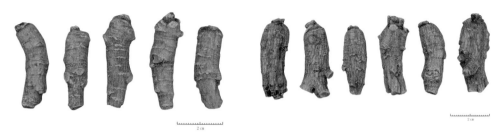

图14-4　西洋参短枝（国产）　　　　图14-5　西洋参圆粒（加拿大）1

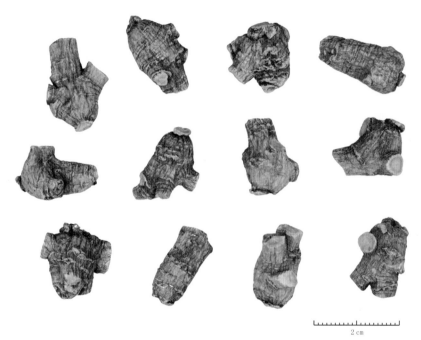

图14-6　西洋参圆粒 (加拿大) 2

 饮片

1. 呈长圆形或类圆形薄片，外表皮浅黄褐色。

2. 切面淡黄白至黄白色，形成层环棕黄色，皮部可见黄棕色小点，木部略呈放射状纹理。

3. 气微而特异，味微苦、甘（图14-7~图14-13）。

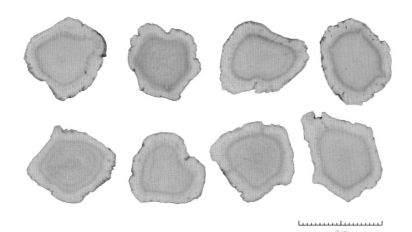

图14-7　西洋参特级中片（加拿大）

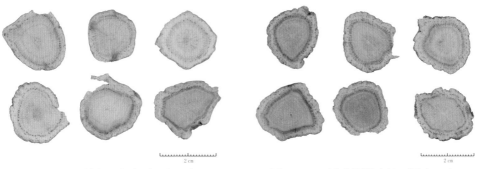

图14-8　西洋参硬大片（国产1.6）　　　　图14-9　西洋参硬枝中片（国产1.4）

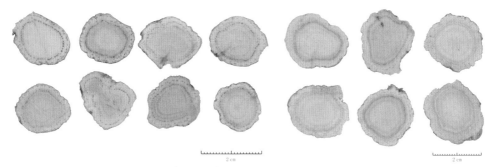

图14-10　西洋参硬小片（国产1.2）　　　　图14-11　西洋参软大片（国产1.6）

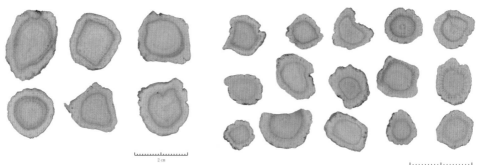

图14-12　西洋参软中片（国产1.4）

图14-13　西洋参软小片（国产0.8）

【品质选购】

以条匀、质硬、表面横纹紧密、气清香、味浓者为佳。

【用法用量及注意事项】

3~6 g，另煎兑服。不宜与藜芦同用。

【贮存方法】

置阴凉干燥处，密闭，防蛀。

───── | 常见混淆品及伪品 | ─────

目前市场上的西洋参品种繁多，令人眼花缭乱。如何辨别西洋参的真伪优劣呢？由于西洋参高昂的价格，一些不法商家以国产西洋参冒充进口。有的以外形相似的人参、桔梗等冒充，有的以人参片、桔梗片等掺杂冒充。大家在选购时要学会甄别。

混淆品

1.人参：为五加科植物人参*Panax ginseng* C.A.Mey.的干燥根和根茎。主根呈纺锤形或圆柱形。表面灰黄色，质较硬，断面淡黄白色，显粉性，香气特异，味微苦、甘（图14-14）。

2.人参片：呈圆形或类圆形薄片。外表皮灰黄色。切面淡黄白色或类白色，显粉性，形成层环纹棕黄色，皮部有黄棕色的点状树脂道及放射性裂隙。体轻，质脆。香气特异，味微苦、甘（图14-15）。

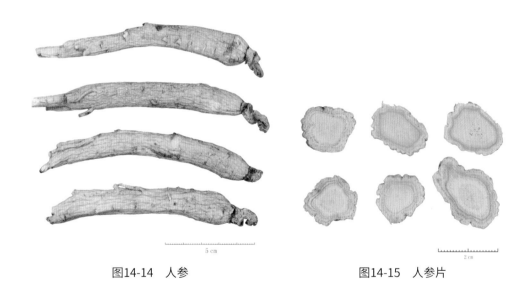

| 图14-14　人参 | 图14-15　人参片 |

伪品

1.桔梗：为桔梗科植物桔梗*Platycodon grandiflorum*（Jacq.）A.DC.的干燥根。本品呈圆柱形或略呈纺锤形，下部渐细，有的有分枝，略扭曲。表面淡黄白色至黄色，质脆，易折断。气微，味微甜后苦（图14-16）。

2.桔梗片：本品呈椭圆形或不规则厚片。外皮多已除去或偶有残留。切面皮部黄白色，较窄；形成层环纹明显，棕色；木部宽，有较多裂隙。气微，味微甜后苦（图14-17）。

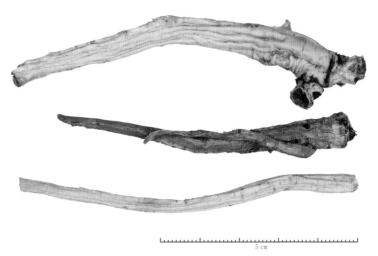

5 cm

图14-16　桔梗

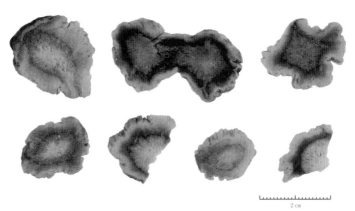

2 cm

图14-17　桔梗片

百合（སྔག་གཟིག་མེ་ཏོག །）Baihe

LILII BULBUS

【名称来源】

  百合，又名重迈、百合蒜、蒜脑薯等，收载于《中国药典》2020年版一部，为百合科植物卷丹*Lilium lancifolium* Thunb.、百合*Lilium brownii* F.E.Brown var. *viridulum* Baker或细叶百合*Lilium pumilum* DC.的干燥肉质鳞叶。本品具有养阴润肺，清心安神的功效。

  百合药材在全国大部分地区都有生产，以栽培品为主，主产于江苏、湖南、浙江、湖北、江西、陕西等地。百合*Lilium brownii* F. E. Brown var. *viridulum* Baker 的干燥肉质鳞叶也称为"龙牙百合"，是百合的道地药材品种，市场价格高于卷丹百合。卷丹*Lilium lancifolium* Thunb. 因其广泛的适种性成为百合商品的主流。细叶百合*Lilium pumilum* DC. 也称山丹，野生较多，但产量较少，不是商品百合的主流。

  百合的鳞茎含较多的淀粉，可食用也可药用，是最具代表性的药食同源中药材之一。百合花是常见的观赏花卉，花形美、颜色多，百合花含挥发油，可提取香料。

【性状鉴别要点】

1. 外观呈长椭圆形，表面黄白色至淡棕黄色。

2. 基部较宽，边缘薄，微波状，略向内弯曲。

3. 质硬而脆，断面较平坦，角质样。

4. 气微，味微苦（图15-1~图15-4）。

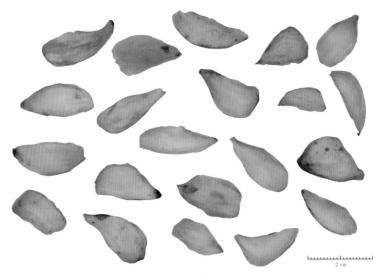

图15-1　卷丹1

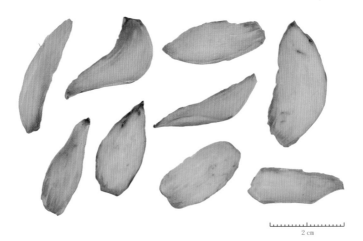

图15-2　卷丹2

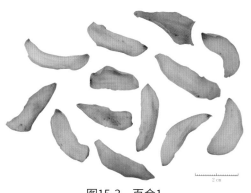

图15-3　百合1

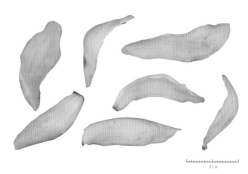

图15-4　百合2

【品质选购】

以瓣匀肉厚，质硬，筋少，色白，味微苦者为佳。

【用法用量及注意事项】

6～12 g，煎服，或入丸、散，亦可蒸食、煮粥。胃寒患者宜少吃。

【贮存方法】

置通风阴凉干燥处，防虫蛀。

| 常见混淆品及伪品 |

　　有些不良商家为了使百合药材卖相好看，会使用硫黄熏蒸，熏蒸过的百合颜色更白，有股酸味。混淆品有兰州百合，兰州百合为食用百合，味甜。

兰州百合：为百合科植物兰州百合*Lilium davidii* Duchartre var.*unicolor* Cotton.的干燥肉质鳞叶。

呈长椭圆形、卵圆形肉质片状，表面黄白色或略显淡棕黄色，有的微带紫色，有数条纵直平行的维管束。顶端稍尖，基部较宽，边缘薄，微波状，略向内弯曲。质硬而脆，断面较平坦，角质样。气微，味甜（图15-5、图15-6）。

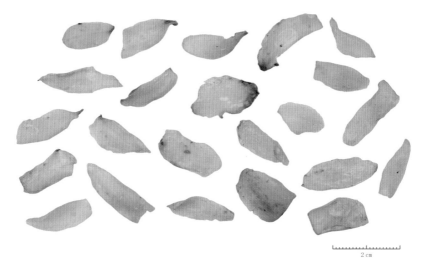

图15-5　兰州百合

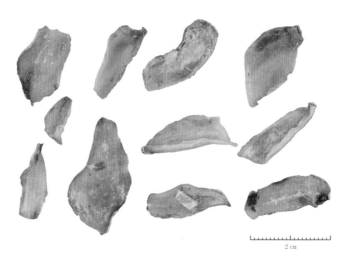

图15-6　兰州百合

当归（ དང་ཀུན། ）Danggui

ANGELICAE SINENSIS RADIX

【名称来源】

当归，又名干归、马尾归、秦归、川归、西归、岷归、云归等，收载于《中国药典》2020年版一部，为伞形科植物当归*Angelica sinensis* (Oliv.) Diels.的干燥根。本品具有补血活血，调经止痛，润肠通便的功效，有"妇科圣药"之称。岷县是当归的道地产区，种植当归的历史悠久，历史上岷县当归以贡品的身份被人们所了解，有"中华当归甲天下，岷县当归甲中华"的美誉。现在岷县也被命名为中国当归之乡。现今陕西、甘肃、湖北、四川、云南、贵州等地多有栽培。

当归根的全体称"全归"，根头习称"归头"，主根习称"归身"，支根及根梢部习称"归尾"。作为药食同源品种，当归因其特殊的香气，常被作为调味料用于煲汤和卤制，在餐桌上备受青睐。

【性状鉴别要点】

药材

1. 略呈圆柱形。下部有支根3~5条或更多，多扭曲。

2. 表面浅棕色至棕褐色，具纵皱纹和横长皮孔样突起。

3. 根头（归头）直径1.5~4.0 cm，具环纹，上端圆钝或具数个明显突起的茎痕，有紫色或黄绿色的茎和叶鞘残基；主根（归身）表面凹凸不平；支根（归尾）直径0.3~1.0 cm，上粗下细，多扭曲，有少数须根痕。

4. 质柔软，断面黄白色或淡黄棕色，皮部厚，有裂隙和多数棕色点状分泌腔，木部色较浅，形成层环纹黄棕色。

5. 香气浓郁，味甘、辛、微苦（图16-1~图16-7）。

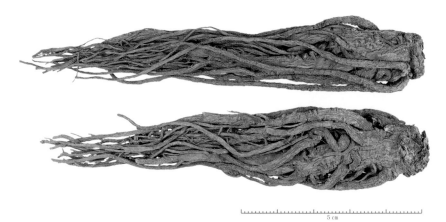

图16-1　当归（甘肃）1

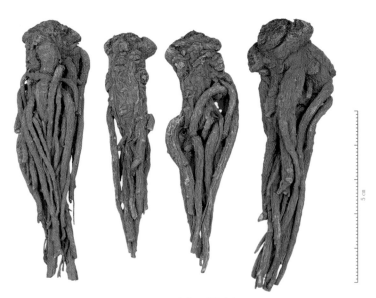

图16-2　当归（甘肃）2

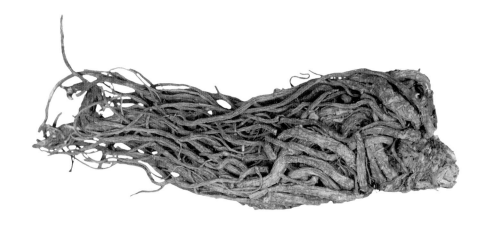

图16-3　当归（青海）1

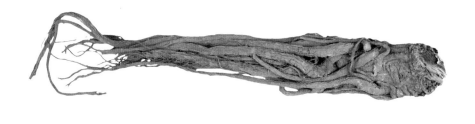

图16-4　当归（青海）2

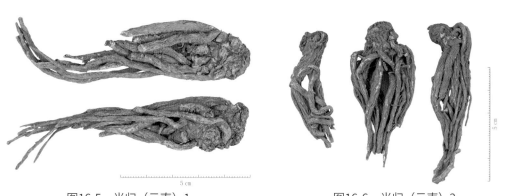

图16-5　当归（云南）1　　　　　　　　　　图16-6　当归（云南）2

饮片

1. 呈不规则的薄片，表面黄棕色至棕褐色。

2. 切面黄白色，皮部厚，有多数棕色点状分泌腔，形成层环纹黄棕色。

3. 香气浓郁，味甘、辛、微苦（图16-8~图16-12）。

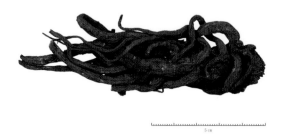

图16-7　当归（云南）3　　　　　　　　图16-8　当归片1

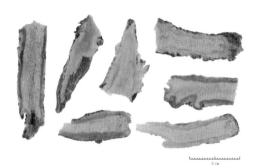

图16-9　当归片2　　　　　　　　　图16-10　归头片

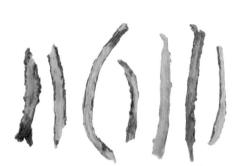

图16-11　归身片　　　　　　　　　图16-12　归尾片

【品质选购】

以主根粗长油润、外皮色黄棕、断面色黄白、气味浓郁者为佳。柴性大、干枯无油或断面呈绿褐色、硫熏发酸者不可供药用（图16-13~图16-15）。

【用法用量】

6～12 g，煎服或入丸、散。

【贮存方法】

置阴凉干燥处，防潮，防蛀。

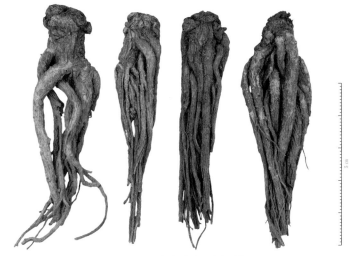

图16-13　当归劣品（含硫）1

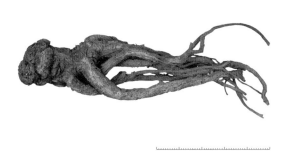

图16-14　当归劣品（含硫）2

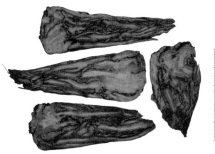

图16-15　当归大片（含硫）

> **｜常见混淆品及伪品｜**
>
> 　　近年来，由于当归价格飞速上涨，为牟取私利，一些不法商家
> 用各种混淆品及伪品冒充当归销售，其中，西藏凹乳芹、东当归、
> 迷果芹等最为常见，西藏凹乳芹又名野当归、独脚当归。

混淆品

　　1.西藏凹乳芹：为伞形科植物西藏凹乳芹*Vicatia thibetica* de Boiss.的干燥根。

　　呈长圆锥形，长8～22 cm，直径0.3～2.5 cm，部分有分支。表面黄棕色至红棕色，具纵皱纹、支根痕和横向皮孔。顶部残留黑色凹陷的茎痕，或有时可见叶柄残基，根头部具细环纹。断面粉性或略呈角质状，皮部白色或黄白色，散有黄棕色至棕色油点，形成层环纹棕色，近圆形，木部黄色。气芳香，味甘。如图16-16。

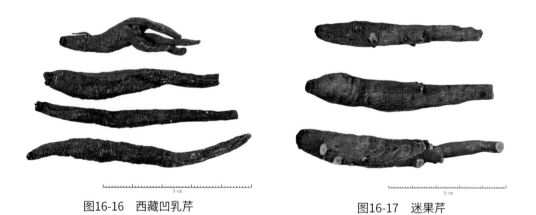

图16-16　西藏凹乳芹　　　　　　　　图16-17　迷果芹

伪品

　　1.迷果芹：为伞形科植物迷果芹 *Sphallerocarpus gracillis* (Bess.) K.-Pol. 的干燥根。

呈长圆柱形，略弯曲，渐细。表面土黄色、灰棕色或黄褐色。头部不膨大，可见残留茎基和黑色环状叶基。多单枝，全体有明显纵皱纹，浅黄棕色横长皮孔痕和支根痕，顶端具横向环纹。质硬，易折断，断面淡黄白色，中有黄色木心，可见放射状裂隙。气微，味甘、微辛、微麻舌，嚼之有明显的胡萝卜味。如图16-17。

2.东当归：为伞形科植物东当归*Angelica acutiloba* (Siebold & Zucc.) Kitag-awa.的根。

根肥大，表面具少数环纹。上端圆钝，长短不等，直径0.7～2.0 cm。分支较多，质坚而脆，油润性较差。具特异香气，味甜，而后微苦。如图16-18、图16-19。

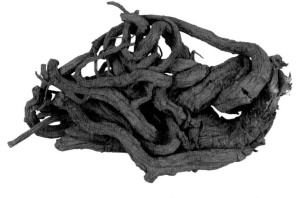

图16-18　东当归1

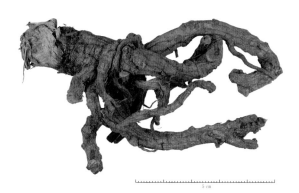

图16-19　东当归2

肉桂（ཤིང་ཚ།）Rougui

CINNAMOMI CORTEX

【名称来源】

肉桂，又名牧桂、菌桂、柴桂、玉桂、清化桂、官桂、企边桂等，收载于《中国药典》2020年版一部，为樟科植物肉桂 *Cinnamomum cassia* Presl的干燥树皮。本品具有补火助阳，引火归原，散寒止痛，温通经脉的功效。

肉桂为亚热带特有树种，原产于越南，有"交趾肉桂"之称，后渐向北移植。商品分国产肉桂和进口肉桂。我国广西东南部及广东西南部的沟漏山、十万大山及云浮山脉间的广大山区都有栽培。以广西栽培历史最为悠久，产量占全国的90%。印度、老挝、越南、印度尼西亚等地也有，大多为人工栽培。

肉桂植株各部位皆可入药，树皮为肉桂，嫩枝为桂枝，带宿萼的未成熟果实为肉桂子或桂子，叶为肉桂叶。肉桂作为药食两用的药材，是餐桌上常见的调味品，也是食品加工业常见的添加剂或香料。在工业生产中，肉桂因其桂皮酸等成分含量较高，还被作为化妆品、香皂、杀虫剂等的添加剂和矫味剂。用桂枝、桂枝叶经水蒸气蒸馏提取的挥发油称桂枝油，桂枝油不仅是合成桂酸等香料的重要原料，还是化妆品、巧克力及香烟等的添加剂，并有防腐作用。

肉桂的药用品质因产地和品种而异，如越南北部所产的清化桂，品质较佳，嚼之有先辣后甜的感觉，而我国所产的大多数肉桂嚼之有先甜后辣的感觉，这与其所含的化学成分差异有关。肉桂的商品规格多，形状不同，有的呈卷筒状，有的呈片状，厚薄也不同。

【性状鉴别要点】

1. 呈槽状或卷筒状，厚0.2～0.8 cm。

2. 外表面灰棕色，稍粗糙，有不规则的细皱纹及横向突起的皮孔，有的可见灰白色的斑纹。

3. 内表面红棕色，略平坦，有细纵纹，划之显油痕。

4. 质硬而脆，易折断，断面不平坦，外层棕色而较粗糙，内层红棕色而油润，两层间有1条黄棕色的线纹。

5. 气香浓烈，味甜、辣（图17-1～图17-6）。

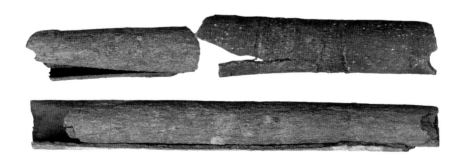

图17-1　肉桂（广西）1

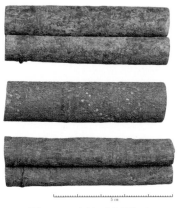

图17-2 肉桂（广西）2

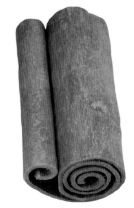

图17-3 肉桂（去粗皮，越南）

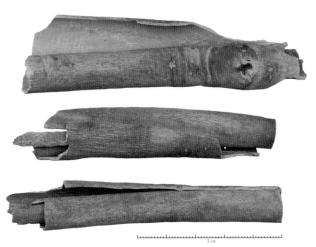

图17-4 肉桂（去粗皮，广西）1

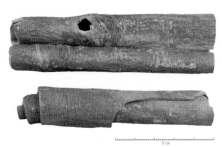

图17-5 肉桂（去粗皮，广西）2

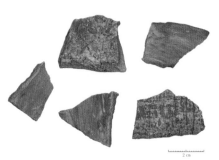

图17-6 肉桂片（去粗皮，广西）

【品质选购】

肉桂均以肉厚、油性大、香气浓及嚼之渣少者质量为佳。

【用法用量及注意事项】

1~5 g。有出血倾向者及孕妇慎用，不宜与赤石脂同用。

【贮存方法】

置阴凉干燥处。

---------------- | 常见混淆品及伪品 | ----------------

中药桂皮和肉桂都属于樟科植物的干燥树皮。其中食用桂皮来源于樟科植物阴香*Cinnamomum burmannii*（C. G. et Th. Nees）Bl.、天竺桂*C. japonicum* Sieb.或川桂*C. wilsonii* Gamble的树皮。两者的性状较为相似，在中药市场有用桂皮冒充肉桂的情况。常见伪品有阴香、柴桂。

伪品

1.桂皮（阴香）：外表面灰棕色或棕褐色，内表面红棕色至暗红棕色。断面红棕色，有乳白色断续带纹。气香，味微甜、涩。如图17-7。

2.柴桂：为樟科植物柴桂*Cinnamomum tamala* (Buch.–Ham.) Nees et Eberm. 的树皮。

呈槽状，半筒状或不规则块状，厚0.4~1.5 cm。外表面灰棕色。粗糙，有时可见灰白色斑纹。内表面暗红棕色，划之油痕不明显。质坚硬，不易折断，断面不平坦，内外分层不明显，外层较厚。切面有众多略具光泽的黄白色斑点，内层较薄，深棕色，油性强。具樟树气，味辛、微甜。如图17-8。

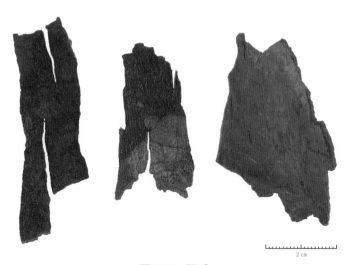

图17-7 阴香

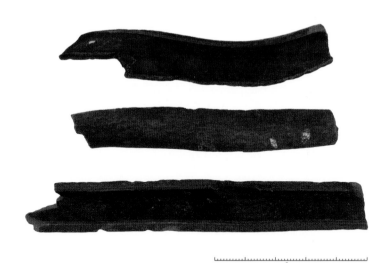

图17-8 柴桂

红参（ཚིག་ཁྱབ་དམར་པོ།）Hongshen

GINSENG RADIX ET RHIZOMA RUBRA

【名称来源】

红参为五加科植物人参*Panax ginseng* C. A. Mey. 的栽培品经蒸制后的干燥根及根茎，收载于《中国药典》2020年版一部。本品具有大补元气，复脉固脱，益气摄血的功效。

红参为珍贵的药材，其药用历史悠久，至今已有1 000多年的历史，遍及中国、韩国、日本等亚洲国家，在我国主产于东北三省。

自古就有把采集到的野生人参，用煮、蒸、焯等方法进行加工处理得到熟人参，这种加工方式逐渐应用于红参。红参的加工方法现在大多为高温蒸汽蒸透后干燥，除去参须，有的再压成不规则方柱状，参须则摘下后单独处理。传统医学认为，红参在补虚方面强于人参，因此也成为日常保健的常用滋补品。

目前在我国市场上常见的红参有国产和进口两类。进口红参又称别直参、高丽参、朝红参，叫法虽然不同，但它专指进口自朝鲜半岛的红参。韩国高丽参开发较早，由于加工技术独特而备受消费者推崇，成为滋补佳品。高丽参与国产人参植物来源相同，仅因产地和加工方法不同而有所区别。朝鲜南北战争以前，产于朝鲜半岛的红参统称为高丽红参，现在韩国产的红参被称作高丽红参，朝鲜产的红参被称为朝鲜红参，价格比国产红参高一些。我国也研制出了质量很好、以边条参加工出来的红参，质量不逊色于高丽参，如

"新开河""康龙""皇封"等品牌的红参。

国产红参从形态上分为两类，一类为长圆柱形，一类为不规则方柱形；朝鲜红参按质量高低依次分为天、地、人、翁四个等级；高丽红参按质量高低依次分为天、地、良、切、尾五个等级。每个等级中再按大小分为不同规格，如10、15、20、30、40、50支等。支是指每600 g所含高丽参的支数，如10支（每600 g10~16支）、20支（每600 g20~28支）、30支（每600 g30~38支），以此类推。

【性状鉴别要点】

1. 根呈圆柱形或挤压成扁方柱形，长3～10 cm，直径1～2 cm。

2. 表面半透明，红棕色，偶有不透明的暗黄褐色斑块，具纵沟、皱纹及细根痕。

3. 上部有时具断续的不明显环纹；下部有2～3条扭曲交叉的支根，并带弯曲的须根或仅具须根残迹。

4. 芦头较细长，上有数个凹窝状茎痕(芦碗)，有的带有1～2条完整或折断的不定根（芋）。

5. 质硬而脆，断面平坦，角质样。

6. 气微香而特异，味甘、微苦（图18-1~图18-5）。

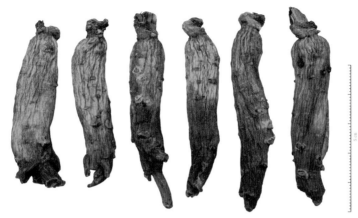

图18-1 红参25支（带黄马褂、国产）

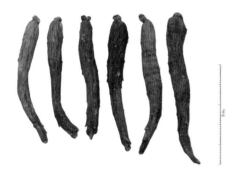

图18-2 红参25支（国产）

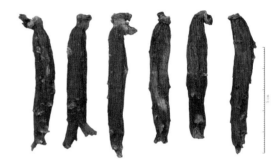

图18-3 红参35支（国产）

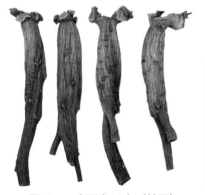

图18-4 高丽参20支（韩国）

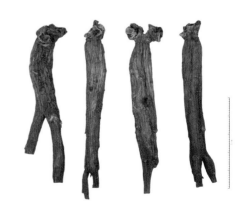

图18-5 高丽参15支（韩国）

饮片

红参片呈类圆形或椭圆形薄片。外表皮红棕色,半透明。切面平坦,角质样。质硬而脆。气微香而特异,味甘、微苦(图18-6~图18-12)。

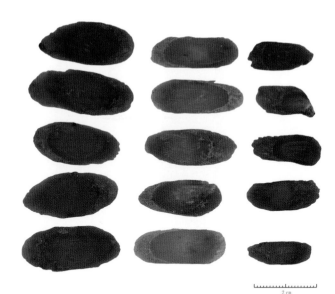

图18-6　红参片(大、中、小片国产)

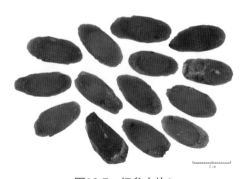

图18-7　红参大片1

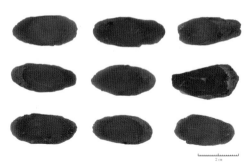

图18-8　红参大片2

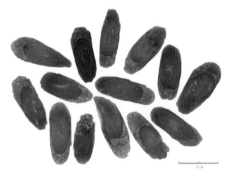

图18-9　红参中片1

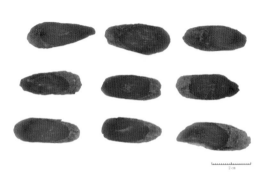

图18-10　红参中片2

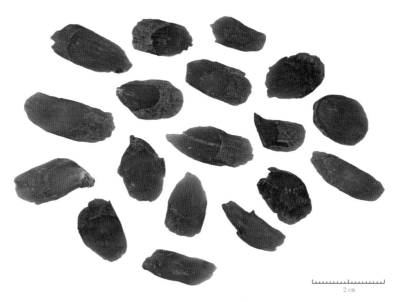

图18-11　红参小片1

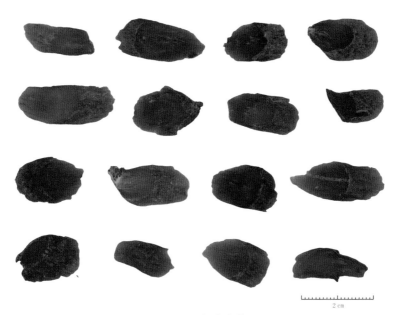

图18-12　红参小片2

【品质选购】

以条粗、质硬、完整、有"黄马褂"者为佳。劣质的红参，参体干瘪不圆润，色彩暗淡不均匀，外观黯淡无光且呈暗黑色（图18-13、图18-14）。

【用法用量及注意事项】

3～9g，另煎兑服。不宜与藜芦、五灵脂同用。

【贮存方法】

置阴凉干燥处，密闭，防蛀。

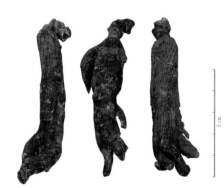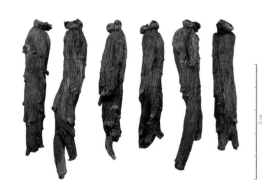

图18-13　劣质红参　　　　　　　图18-14　劣质红参（陈货）

| 常见伪品 |

因红参价格昂贵，市面上有用西洋参、商陆、华山参等经加工后冒充红参的情况。

伪 品

1. 西洋参：为五加科植物西洋参*Panax quinquefolium* L.的干燥根加工品。

呈纺锤形、圆柱形或圆锥形，表面半透明，浅黄褐色或黄白色，可见横向环纹和线形皮孔状突起，并有细密浅纵皱纹和须根痕。主根中下部有一至数条侧根，多已折断。有的上端有根茎（芦头），环节明显，茎痕（芦碗）圆形或半圆形，具不定根（芋）或已折断。体重，质坚实，不易折断，断面平坦，浅黄白色，气微而特异，味微苦、甘。如图18-15。

2. 商陆：为商陆科植物商陆*Phytolacca acinosa* Roxb.的干燥根加工品。

原药材呈圆柱形，上端无芦头。外皮灰黄色或灰棕色。切面浅黄棕色或黄白色，木部隆起，形成数个突起的同心性环纹。味稍甜，久嚼麻舌。如图18-16。

加工品为众多不规则方柱状根粘连并拼接成一整块，表面红棕色。掰开易碎裂（冒充高丽参）如图18-17。

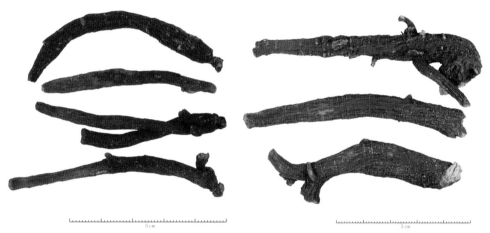

图18-15　西洋参加工品　　　　图18-16　商陆（原药材）

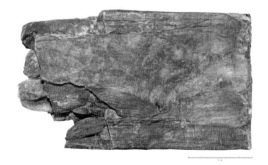

图18-17　商陆加工品

117

红景天（ཚོ་ལོ་དམར་པོ།）Hongjingtian

RHODIOLAE CRENULATAE RADIX ET RHIZOMA

【名称来源】

红景天，又名宽瓣红景天、圆景天、宽叶景天等，收载于《中国药典》2020年版一部，为景天科植物大花红景天*Rhodiola crenulata*（Hook. f. et Thoms.）H. Ohba的干燥根和根茎。本品具有益气活血、通脉平喘的功效，用于气虚血瘀、胸痹心痛、中风偏瘫、倦怠气喘等症的治疗，还具有抗缺氧、抗寒冷、抗微波辐射、延缓机体衰老和抗癌等功效。

红景天主产于我国西藏、云南西北部、四川西部，尼泊尔、印度锡金邦、不丹等地。红景天为我国传统藏药，藏语为"索罗玛布"，始载于藏医经典名著《四部医典》，药用历史悠久。红景天属于药食同源品种，2 000多年前生活在青藏高原的人们就以它入药，民间常用来煎水或泡酒，用以强身健体，消除劳累，抵抗山区寒冷，防病健体和滋补益寿。因其有扶正固体、补气养血、滋阴益肺的神奇功效，历代藏医将其视为"吉祥三宝"之一。

红景天作为常用藏医药材，历史上有多种红景天的使用传统，经过学者研究与考证，以大花红景天品质最佳，为《中国药典》收载。随着西藏旅游事业的发展，西藏特色民族藏医药文化也逐渐被旅客们所熟知，红景天也作为西藏特色民族药材而深受旅客的青睐。因红景天能提高身体对高原缺氧环境的适应能力，所以一些人为了应对和适应高海拔气候，会在进西藏前服用一些红景天药材或制剂，以预防高原反应。

【性状鉴别要点】

药材

1. 根茎呈圆柱形，粗短，略弯曲，少数有分枝。

2. 表面棕色或褐色，粗糙有褶皱。剥开最外层栓皮有一层膜质黄色表皮且具粉红色花纹。

3. 断面粉红色至紫红色，有环纹，质轻，疏松。

4. 气芳香似玫瑰，味微苦涩，后甜（图19-1~图19-4）。

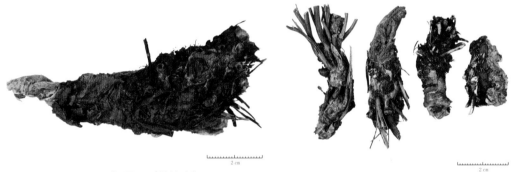

图19-1　红景天（带栓皮）1　　　　　　图19-2　红景天（带栓皮）2

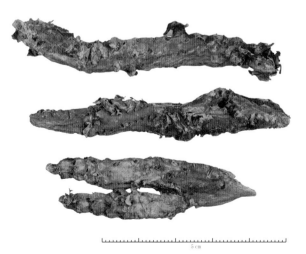

图19-3　红景天（去栓皮）3

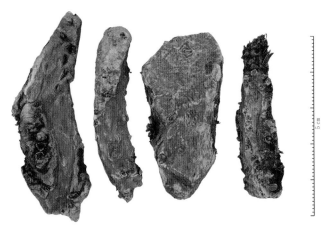

图19-4　红景天（去栓皮）2

1. 呈圆形、类圆形或不规则的片块。

2. 外皮棕色、红棕色或褐色，剥开最外层栓皮有一层膜质黄色表皮，具粉红色花纹。

3. 切面粉红色至紫红色，有时具裂隙。

4. 质轻，疏松。气芳香似玫瑰，味微苦涩，后甜（图19-5、图19-6）。

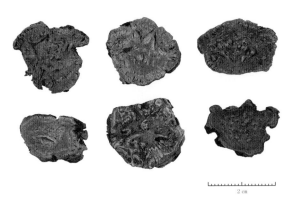

图19-5　红景天饮片

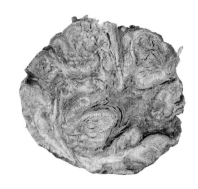

图19-6　红景天饮片

【品质选购】

质坚实，色鲜艳，香气浓郁者为佳。

【用法用量】

3～6 g煎汤，或外用研末调敷。

【贮存方法】

置通风干燥处，防潮，防蛀。

─── | 常见混淆品及伪品 | ───

红景天同名异物现象较多，同属植物的形态、药材、饮片性状相似，加上资源短缺等，导致市场上红景天的混淆品较多，正品和混淆品难以分辨。为保障临床用药安全，在购买红景天时，需深入了解红景天正品、伪品的特点，以便甄别。常见混淆品有狭叶红景天、长鞭红景天等。

混淆品

1. 狭叶红景天：为景天科植物狭叶红景天*Rhodiola kirilowii* (Regel) Maxim. 的干燥根及根茎。

呈不规则的圆锥形、团块状，有分枝。长4～15 cm，直径1.5～5.0 cm。表面灰棕色、暗棕色或黑褐色；凹凸不平，栓皮呈脱落状，具纵沟纹和少数残留根；根茎残留茎基痕，具膜质鳞叶。断面不整齐，呈粉红色或浅棕色，有异型维管束，体较轻，质较硬。气微香，味涩、微苦。如图19-7。

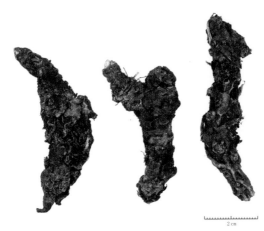

图19-7　狭叶红景天

2. 长鞭红景天：为景天科植物长鞭红景天 *Rhodiola fastigiata* (Hk. f. et Thoms.) S. H. Fu的干燥根及根茎。

呈类圆柱形或椭圆形，表面深棕色至褐色，凹凸不平，具众多残留的叶柄残基。木栓层易剥落。体轻，疏松，断面红棕色或红黄色相间。气芳香，味微苦涩、后甜。如图19-8。

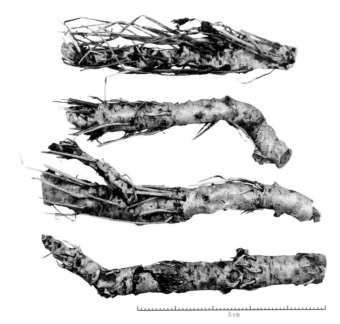

图19-8　长鞭红景天

122

灵芝（ཀྲི་ཀ）Lingzhi

GANODERMA

【名称来源】

灵芝，又名灵芝草、赤芝、红芝、菌灵芝、木灵芝、三秀等，收载于《中国药典》2020年版一部，为多孔菌科真菌赤芝 *Ganoderma lucidum*（Leyss. ex Fr.）Karst.或紫芝 *Ganoderma sinense* Zhao，Xu et Zhang 的干燥子实体。本品具有补气安神，止咳平喘的功效。

灵芝是大家耳熟能详的名贵药材之一，自古以来被奉为仙草。传说中的灵芝在古代均为野生，由于比较稀有而被称为"灵芝草""仙草"。现在灵芝早已实现人工栽培，并已经走入寻常百姓家。灵芝与生活中常见的蘑菇、木耳等类似，属于真菌大家庭中的一员，被古人认为千年灵芝的灵芝子实体其实是一年生的，只是灵芝死亡后仍能在树上保持一段时间而被误解了。灵芝有紫芝和赤芝之分，其中紫芝分布于浙江、江西、湖南、广西、福建和广东等地；赤芝南北均产，主要分布于北方地区，两者均有人工栽培。赤芝野生及栽培品种数量多，在质量控制及研究方面较成熟；紫芝野生及栽培产量均较赤芝少。

在各种神话故事中，灵芝被描述为具有起死回生、延年益寿、长生不老的神奇功效。现代医学研究发现，灵芝富含的各种成分有较高的药用价值和保健功能。灵芝为药食两用药材，作为食品原料食用也有悠久的历史，可泡酒、煲汤、代茶饮。由于灵芝的造型奇特，还被做成工艺品供人观赏，市场上常常见到。

　　灵芝孢子是灵芝成熟后，从子实体背光的一面弹射出来的孢子。灵芝孢子粉具有补气安神，止咳平喘，健脾和胃的功效。因灵芝孢子壁含有几丁质，耐酸碱，在进入肠胃后无法被人体消化吸收。所以，灵芝孢子粉都需要破壁处理，便于被人体消化吸收。

【性状鉴别要点】

赤芝：

1. 外形呈伞状，菌盖肾形、半圆形或近圆形。

2. 皮壳坚硬，黄褐色至红褐色，有光泽。

3. 菌肉白色至浅棕色。

4. 菌柄圆柱形，侧生，红褐色至紫褐色，光亮。

5. 气微香，味苦涩（图20-1~图20-6）。

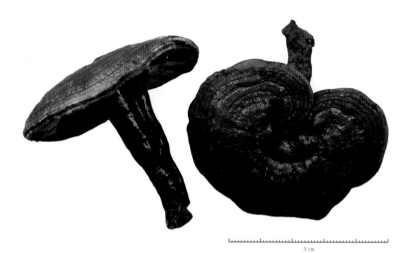

图20-1　赤芝（栽培）1

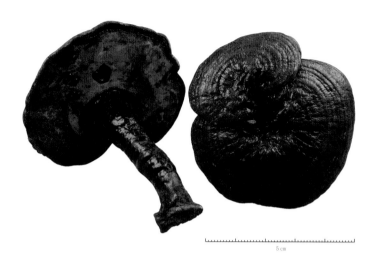

图20-2　赤芝（栽培）2

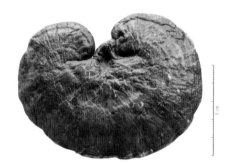

图20-3　赤芝（栽培）3

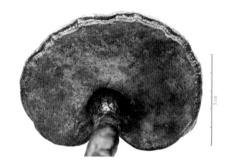

图20-4　赤芝（栽培）4

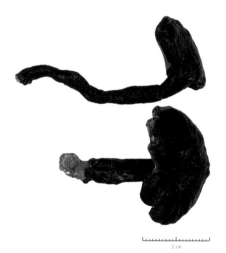

图20-5　赤芝（野生）1

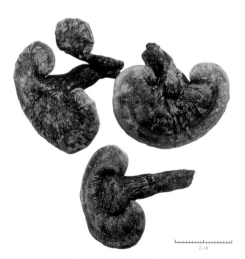

图20-6　赤芝（野生）2

6. 皮壳外常附着有大量粉尘样的黄褐色孢子（图20-7）。

紫芝：

1. 外形呈半圆形或肾形。

2. 表面紫黑色，有漆样光泽。

3. 菌肉锈褐色。

4. 菌柄近圆柱形略扁平，侧生或扁生，与菌盖同色，有光泽。

5. 气微香，味苦涩（图20-8~图20-13）。

图20-7　灵芝孢子粉（破壁，赤芝）

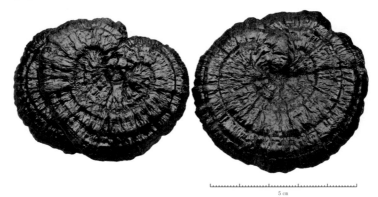

图20-8　紫芝（栽培）1

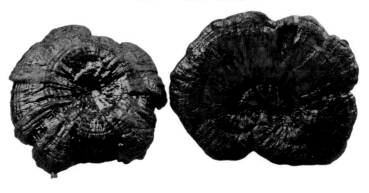

图20-9　紫芝（栽培）2

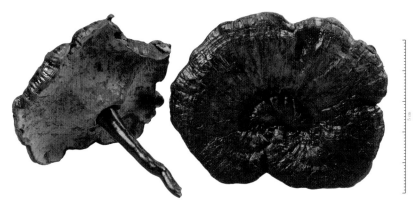

图20-10　紫芝（栽培）3

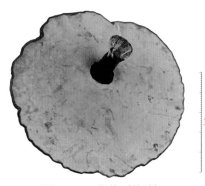

图20-11　紫芝（栽培）4

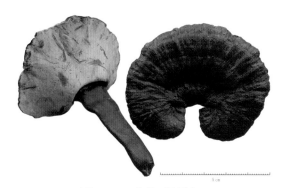

图20-12　紫芝（野生）1

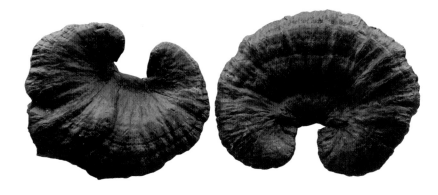

图20-13　紫芝（野生）2

127

饮片

　　1. 长条形的片状，略弯曲。

　　2. 上表面光泽如漆，红褐色、黄褐色或紫黑色。

　　3. 下表面菌肉白色，浅棕色或锈褐色。

　　4. 切面上侧具条状黄棕至深棕色条纹，下侧具栅状紧密排列的棕色至深棕色纹理（图20-14、图20-15）。

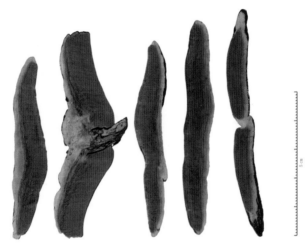

图20-14　赤芝饮片

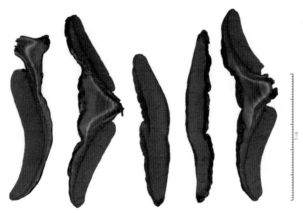

图20-15　紫芝饮片

栽 培 品

1. 子实体较粗壮、肥厚。

2. 皮壳外常附着有大量粉尘样的黄褐色孢子。

【品质选购】

以个大，肉厚，光泽明显者为佳。

【用法用量及注意事项】

6～12 g，煎服或浸酒，外用研末。

【贮存方法】

置干燥处，防霉，防蛀。

────── | 常见混淆品及伪品 | ──────

由于市面上灵芝的近似品种繁多，外形相似的也经常混杂其中，导致价格及疗效等有很大差异。常见混淆品有云芝、热带灵芝，伪品有树舌、蜂窝灵芝、密纹灵芝等。

混 淆 品

1. 云芝：为多孔菌科真菌彩绒革盖菌*Coriolus versicolor*（L. ex Fr.）Quel的干燥子实体，收载于《中国药典》2020年版一部。云芝和灵芝是不同的两种中药，其具有健脾利湿，清热解毒的功效。

菌盖单个呈扇形、半圆形或贝壳形，常数个叠生呈覆瓦状或莲座状；直径1～10 cm，厚1～4 mm。表面密生灰、褐、蓝、紫黑等颜色的绒毛（菌丝），构成多色的狭窄同心性环带，边缘薄；腹面灰褐色、黄棕色或淡黄色，无菌管处呈白色，菌管密集，管口近圆形至多角形。革质，不易折断，断面菌肉类白色，厚约1mm。气微，味淡。如图20-16。

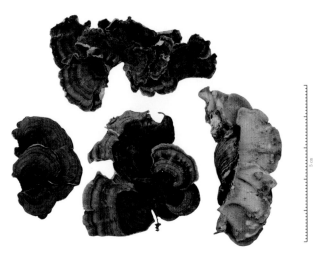

图20-16　云芝

2. 热带灵芝：为多孔菌科真菌热带灵芝*Ganoderma tropicum* (Jungh.) Bres. 的干燥子实体。

菌盖半圆形，黄褐色至紫褐色，有明显同心环纹和不明显放射状沟纹，被厚皮壳，具明显漆样光泽，基部厚，边缘薄、钝，中心至边缘颜色渐变浅。菌柄侧生，红褐色至枣褐色。腹面污白色至淡黄白色。菌肉黄褐色，厚；菌管浅褐色，分层不明显。如图20-17。

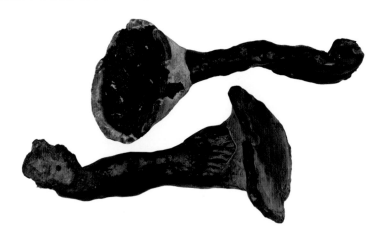

2 cm

图20-17　热带灵芝

伪 品

1.树舌：为灵芝科真菌树舌*Ganoderma applanatum* Pers. Pat的干燥子实体。如图20-18。

菌盖呈半圆形或近圆形。无菌柄。表面呈灰褐色，有环纹，质脆，有时外围近白色。

2.蜂窝灵芝：为多孔菌科真菌蜂窝灵芝*Hexagona apiaria* (Pers.) Fr.的子实体。

菌盖呈半圆形、近扇形或近肾形，扁平到基部下凹。表面灰褐色到深褐色，有不明显的同心环纹和辐射状皱纹，被有粗毛，缘薄而锐，干后易开裂。无菌柄。菌肉褐色或棕褐色。孔口大呈蜂窝状，灰白色至褐色。如图20-19。

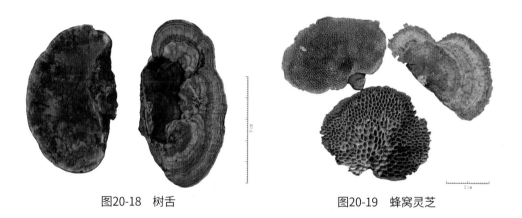

图20-18　树舌　　　　　　　　　图20-19　蜂窝灵芝

3. 密纹灵芝：为多孔菌科真菌密纹灵芝 *Ganoderma crebrostriatum* Zhao et Xu的干燥子实体。

菌盖近圆形或半圆形。表面平滑，中央部分暗褐色到黑色，有似漆样光泽，具稠密的同心环纹，边缘完整而钝。菌柄粗细不均，色较盖稍深。菌肉呈均匀的暗褐色到肉桂褐色。如图20-20、图20-21。

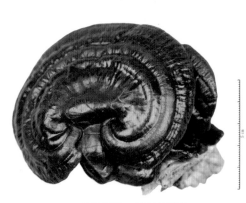

图20-20　密纹灵芝1

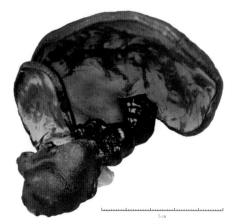

图20-21　密纹灵芝2

4.硬孔灵芝：为多孔菌科真菌硬孔灵芝 *Ganoderma duopora* Lloyd.的干燥子实体。

菌盖呈类圆形，中央下凹似漏斗状，菌盖木栓质，有柄。表面紫黑色或深黑色，有强烈的漆样光泽，具明显的环棱和放射状的纵皱或皱纹，常凹凸不平；边缘稍薄或锐，略向上内卷，波曲状。菌肉深褐色。菌柄中生，圆柱形，有强烈的漆样光泽，漆黑色。本品与紫芝相似，但菌柄中生而有别。如图20-22。

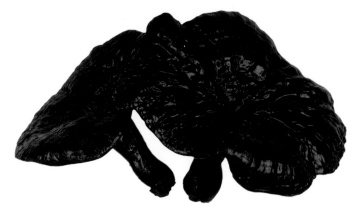

图20-22　硬孔灵芝

5.木蹄（桦菌芝）：为多孔菌科真菌木蹄层孔菌*Fomes fomentarius* (L.ex Fr.) Fr. 的干燥子实体。

子实体呈木质，半球形至马蹄形或呈吊钟形，无柄，侧生。菌盖光滑，无毛，有坚硬的皮壳，鼠灰色、灰褐色至灰黑色，断面黑褐色，有光泽，有明显的同心环棱。盖缘钝，黄褐色。菌肉暗黄色至锈色、红褐色，分层，木栓质，厚0.5~3.5 cm，无光泽。菌管多层，层次很不明显，每层厚0.5~2.5 cm；管口略圆形，较小，每1 mm间3~5个。孔面与菌管同色，灰色至淡黄褐色。如图20-23。

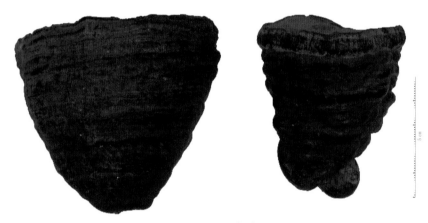

图20-23　木蹄

玫瑰花（ཀུ་ནེ་མེ་ཏོག་）Meiguihua
ROSAE RUGOSAE FLOS

【名称来源】

　　玫瑰花，又名徘徊花、笔头花、刺玫花，收载于《中国药典》2020年版一部，为蔷薇科植物玫瑰 *Rosa rugosa* Thunb. 的干燥花蕾。本品具有行气解郁，和血，止痛的功效。

　　玫瑰花在我国已有2 000多年的药用历史，原产于我国华北地区，以及日本和朝鲜，现今主产于山东、安徽、浙江、内蒙古等地。山东为主产地之一，主要栽培于平阴、定陶、单县等地。

　　玫瑰花是药食同源品种，有多种用途。由于其香气沁人心脾，常被用在花果茶及面点中。鲜花用来制作精油和鲜花饼。

【性状鉴别要点】

　　1. 花蕾呈类球形或不规则团状。

　　2. 残留花梗上被细柔毛，花托半球形，与花萼基部合生。

　　3. 萼片5，披针形，黄绿色或棕绿色，被有细柔毛。

　　4. 花瓣多皱缩，紫红色，有的黄棕色；雄蕊多数，黄褐色。

　　5. 体轻，质脆。气芳香浓郁，味微苦涩（图21-1、图21-2）。

【品质选购】

　　以气味芳香浓郁、完整、朵大、瓣厚、色紫、鲜艳者为佳。

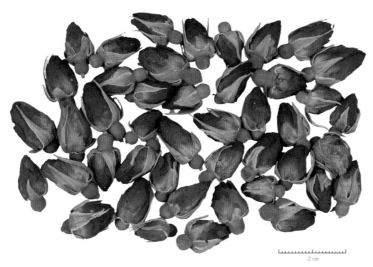

图21-1　玫瑰花

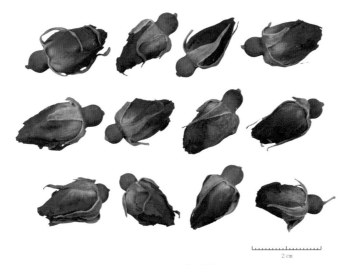

图21-2　玫瑰花

【用法用量】

　　3~6 g，煎服、浸酒或熬膏。

【贮存方法】

　　置阴凉干燥处，密闭。防压、防虫蛀。

135

| 常见混淆品及伪品 |

目前我国市场上流通的玫瑰花存在一些混淆品，为蔷薇属其他种的杂交品，与正品有的在外形上比较相似，较易混淆。玫瑰常见混淆品有月季、金边玫瑰、墨红玫瑰、法兰西玫瑰、苦水玫瑰，这些均属于月季，而非玫瑰。购买时需仔细辨认。

混淆品

1. 月季花：为蔷薇科植物月季*Rosa chinensis* Jacq.的干燥花蕾，以月季花之名收载于《中国药典》2020年版一部，因价格较低，常被用来冒充玫瑰花。

呈类球形，花托长圆形，萼片5，暗绿色，先端尾尖；花瓣呈覆瓦状排列，有的散落，长圆形，紫红色或淡紫红色。体轻，质脆。气清香，味淡、微苦。如图21-3~图21-5。

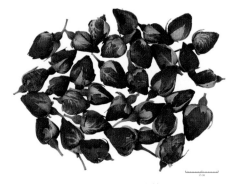

图21-3　月季花1

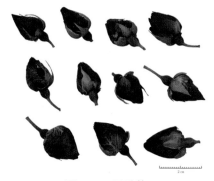

图21-4　月季花2

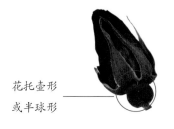

花托壶形
或半球形

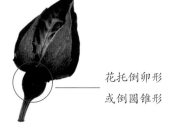

花托倒卵形
或倒圆锥形

图21-5　玫瑰花、月季花对比图（左玫瑰，右月季）

2. 金边玫瑰：为蔷薇科金边玫瑰*R.chinensis cv.* 'JinBian'的干燥花蕾。本品个头小，花萼占比多，花萼裂片外围有白边，花托呈长圆锥状，多用于花茶。如图21-6、图21-7。

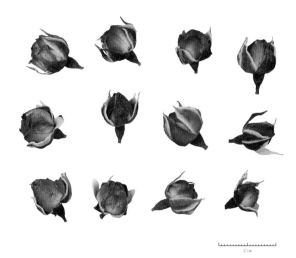

图21-6　金边玫瑰1

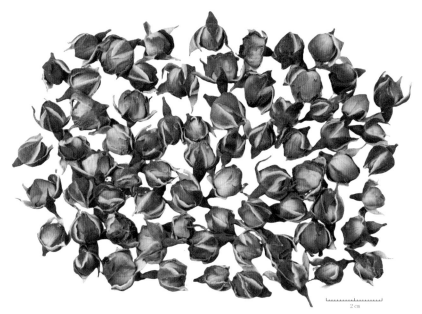

图21-7　金边玫瑰2

3. 墨红玫瑰：为蔷薇科墨红玫瑰*R. chinensis cv.* 'MoHong' 的干燥花蕾。本品花冠大，颜色墨红，花托呈长圆锥状，多用于提取精油、做玫瑰酱或鲜花饼。如图21-8、图21-9。

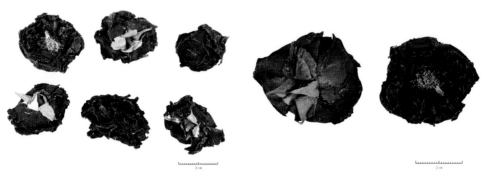

图21-8　墨红玫瑰1　　　　　　　　图21-9　墨红玫瑰2

4. 法兰西玫瑰：为蔷薇科法国蔷薇*Rosa gallica* L.的干燥花蕾，因颜色粉红，又称粉色玫瑰。本品颜色偏粉红，香气浓郁，花托瘦长卵形，萼片具羽状裂齿。如图21-10、图21-11。

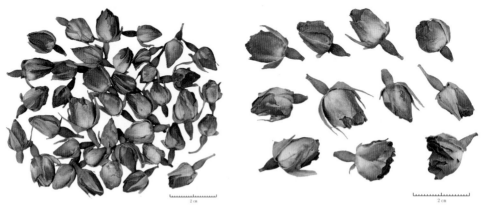

图21-10　法兰西玫瑰1　　　　　　　图21-11　法兰西玫瑰2

5. 苦水玫瑰：为蔷薇科苦水玫瑰*R. rugosa* 'Kushui' 的干燥花蕾，为重瓣玫瑰和钝叶蔷薇的杂交品。本品具玫瑰花的外形，但个头小，花萼长。如图21-12、图21-13。

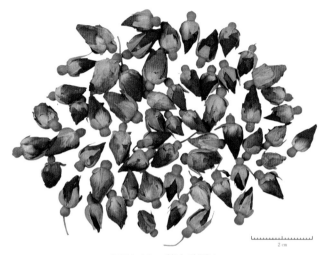

图21-12　苦水玫瑰1

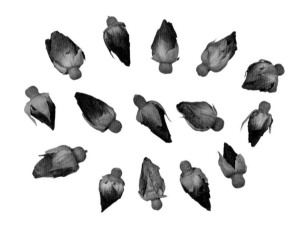

图21-13　苦水玫瑰2

金银花（ཅེར་དཟིར་རྟི།）Jinyinhua

LONICERAE JAPONICAE FLOS

【名称来源】

金银花，又名忍冬、双花、二宝花、二花、双宝花等，收载于《中国药典》2020年版一部，为忍冬科植物忍冬*Lonicera japonica* Thunb.的干燥花蕾或带初开的花。本品具有清热解毒，疏散风热的功效。顾名思义忍冬就是忍受冬天的严寒，即使到了冬天，忍冬的植株也不会枯萎。忍冬的茎枝也是一味中药材"忍冬藤"，具有清热解毒，疏风通络的功效。

金银花初开为白色，后转为黄色，因而得名。金银花是一种具有悠久历史的常用中药，栽培主产区为山东、河南、河北。产于山东者称为"东银花""济银花"，产于河南者称"密银花"。大家熟知的双黄连口服液、抗病毒口服液等中成药都是以金银花为主要原料制成的。金银花作为药食同源品种，除了可药用外，还可代茶饮、酿酒、煲粥等，还被用于保健品、牙膏、化妆品等领域。

【性状鉴别要点】

1. 呈棒状，上粗下细，略弯曲，长2～3 cm。

2. 表面黄白色或绿白色（贮久色渐深），密被短柔毛。

3. 花萼绿色，萼筒球形，裂片三角形，有毛，长约2 mm，子房无毛。

4. 气清香，味淡、微苦。

5. 水试：取少量药材加水搅拌，溶液清澈透明（图22-1~图22-3）。

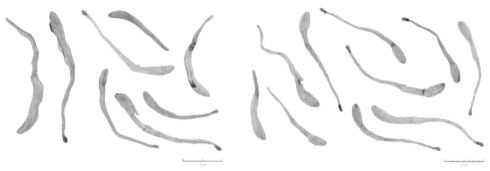

图22-1　金银花（黄）　　　　　　　图22-2　金银花（绿）

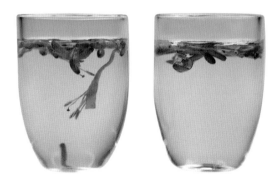

图22-3　金银花水试（左增重，右正常）

【品质选购】

　　以花蕾多、色绿白、质柔软、气清香者为佳。

【用法用量及注意事项】

　　6~15 g，煎服或入丸散。过敏体质者应慎用。

【贮存方法】

　　置阴凉干燥处，防潮，防蛀。

┃ 常见混淆品 ┃

　　近年来因金银花药材供不应求，市面上出现了一些伪品及混淆品。有的混入开放的花或梗叶杂质等，有的将陈货用硫黄熏制增鲜，这种金银花气味刺鼻，泡水后略有酸味。

　　灰毡毛忍冬、华南忍冬、红腺忍冬这三种均作为"山银花"药用。由于金银花表面的绒毛众多，很容易吸附细小粉状物质，一些不法商贩还会在其中掺入一些杂质（如明矾、盐、滑石粉等异物）以达到增重的目的。消费者购买时应注意鉴别金银花的真伪优劣。

混淆品

　　1. 山银花（灰毡毛忍冬）：为忍冬科植物灰毡毛忍冬 *Lonicera macranthoides* Hand.-Mazz. 的干燥花蕾或带初开的花。

　　呈棒状而稍弯曲，长3～4.5 cm，上部直径约2 mm，下部直径约1 mm。表面绿棕色至黄白色，疏生毡毛，质稍硬，手握有弹性。萼筒椭圆形，无毛，萼齿三角形，疏生毡毛。气清香。味微苦甘。如图22-4。

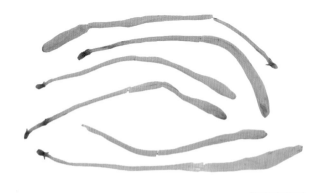

图22-4　山银花（灰毡毛忍冬）

2. 山银花（华南忍冬）：为忍冬科植物华南忍冬*Lonicera confuse* DC. 的干燥花蕾或带初开的花。

呈棒状而稍弯曲，表面红棕色或灰棕色，密被倒生短粗毛。萼筒及萼齿密被淡黄色的毛，子房有毛。气清香，味淡、微苦。如图22-5。

3. 川银花（细毡毛忍冬）：为忍冬科植物细毡毛忍冬 *Lonicera similis* Hemsl.的干燥花蕾或带初开的花，习称"南江银花"。

花蕾呈细长棒状，略弯曲，长 3~6 cm，直径 1.5~2.0 mm，下部直径 1.0~1.5 mm。表面黄绿色、绿棕色或黄棕色，被开展的长、短糙毛或腺毛，有的无毛。萼齿三角形，无毛或仅边缘具毛。质稍硬，手捏之有弹性，气清香，味淡，微苦。如图22-6。

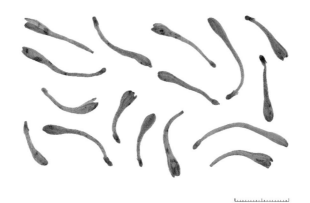

图22-5　山银花（华南忍冬）

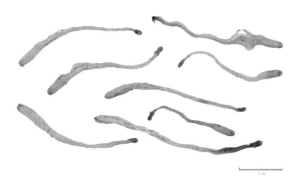

图22-6　川银花（细毡毛忍冬）

枸杞子（འཕྲི་ཚེར་མ།）Gouqizi

LYCII FRUCTUS

【名称来源】

枸杞子，又名苟起子、血枸杞、枸杞果、地骨子、枸杞豆、西枸杞等，收载于《中国药典》2020年版一部，为茄科植物宁夏枸杞 *Lycium barbarum* L.的干燥成熟果实。本品具有滋补肝肾，益精明目的功效。

历史上枸杞子主要在宁夏中宁与中卫栽培生产。宁夏中宁是世界枸杞的发源地和正宗原产地，声名远扬，众所周知，"世界枸杞看中国,中国枸杞看宁夏,宁夏枸杞看中宁"。现今枸杞除了宁夏有大量栽培外，甘肃、青海、内蒙古、陕西、新疆、河北等地也有引种栽培。

枸杞子是我国第一批药食两用品种。除了药用外，枸杞子常用的食用方法有鲜食、泡酒、泡茶饮、煲汤煮粥等，也可以根据消费者的爱好和需求选择喜欢的食疗方法。

枸杞的根皮是另一味中药"地骨皮"，为茄科植物枸杞*Lycium chinense* Mill.或宁夏枸杞*Lycium barbarum* L.的干燥根皮（图23-1），具有凉血除蒸，清肺降火的功效。黑枸杞是枸杞的亲戚，又名苏枸杞、黑果枸杞、旁玛，为茄科植物黑果枸杞*Lycium ruthenicum* Murr.的干燥成熟果实。本品种分布于我国的陕西北部、内蒙古西部、宁夏、青海、新疆、西藏等地，具有清心热、旧热等功效，可治心热病、妇科病（图23-2、图23-3）。

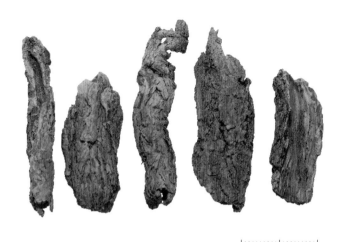

图23-1 枸杞子根皮（地骨皮）

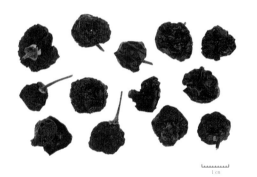

图23-2 黑枸杞（栽培品）

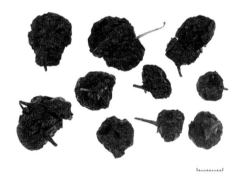

图23-3 黑枸杞（野生、冻干）

【性状鉴别要点】

1. 呈类纺锤形或椭圆形。

2. 表面红色或暗红色，顶端有小凸起状的花柱痕，基部有白色的果梗痕。

3. 果皮柔韧、皱缩；果肉肉质柔润。

4. 种子20～50粒，类肾形。

5. 气微，味甜。

6. 用热水冲泡多数会浮在上面，不会很快沉底。枸杞子用水浸泡后水呈透明的淡橙黄色。染色枸杞子用水浸泡，水溶液浑浊，呈鲜红色（图23-4~图23-10）。

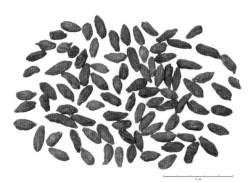

图23-4　枸杞子（宁夏）1

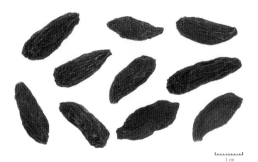

图23-5　枸杞子（宁夏）2

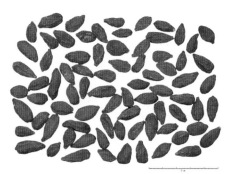

图23-6　枸杞子（宁夏，冻干）1

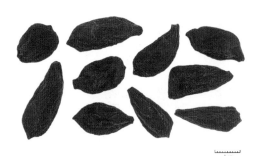

图23-7　枸杞子（宁夏，冻干）2

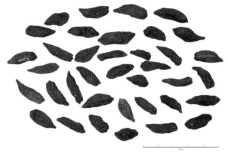

图23-8　枸杞子（青海）1

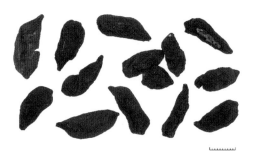

图23-9　枸杞子（青海）2

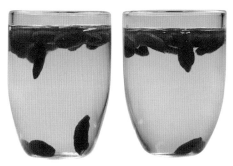

图23-10　枸杞子水试（左
染色枸杞子、右枸杞子）

【品质选购】

　　以粒丰满、个大、皮薄肉厚、色暗红、味微甜者为佳。枸杞子含糖较多，保存不当易吸潮、泛油、变色。个别不法商贩以硫黄熏制陈年枸杞子以提高色泽度，以次充好。此外，偶见用未成熟的枸杞子代替成熟枸杞子出售，果实表面可见有红绿相间的颜色块，果肉薄，应避免购买（图23-11）。

【用法用量及注意事项】

　　6～12 g，煎服或入丸、散、膏、酒剂。不宜与性温热的补品等共食。

【贮存方法】

　　置阴凉干燥处，防闷热，防潮，防蛀。

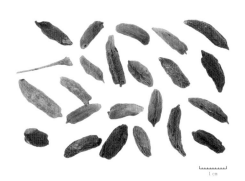

图23-11　枸杞子（劣质枸杞）

147

胖大海（ཐུས་ཞིང་།）Pangdahai

STERCULIAE LYCHNOPHORAE SEMEN

【名称来源】

胖大海，又名大海、大海子、大海揽、通大海、大洞果、大发、莫大、胡大海等，收载于《中国药典》2020年版一部，为梧桐科植物胖大海*Sterculia lychnophora* Hance的干燥成熟种子。本品具有清热润肺、利咽开音、润肠通便的功效。因其能够在水中浸泡后膨胀成海绵状，体积成倍增加而得名。

胖大海原产于越南、印度、缅甸、柬埔寨、老挝、马来西亚、泰国和印度尼西亚等东南亚和南亚国家，是我国重要的进口南药之一。该药材最早由越南、泰国等传入中国，我国的海南、云南、广东、广西、福建等地也有引种栽培。胖大海分为长果及圆果两种，长果主产于越南，圆果主产于老挝，中国长果及圆果均有，但数量并不多，圆果在每年四月的中下旬开始产新，长果在每年七八月产新（图24-1~图24-3）。目前，国内的胖大海主要依靠东南亚进口。以老挝的产量最大，中国引种栽培的质量最优。

胖大海在国内外应用广泛，在我国属于药食同源品种，民间常用来泡茶喝，是咽喉不适时的首选。现代药理研究及临床疗效表明，胖大海具有良好的治疗慢性咽喉炎的作用。胖大海还被用于食品行业，如以胖大海、金银花等为原料的复合保健饮料，具有清热凉血、清热润肺、止咳化痰的功效。

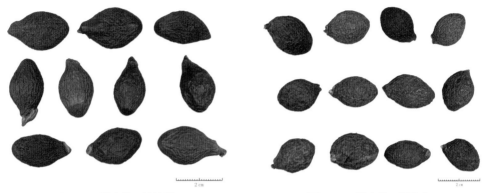

图24-1　胖大海（长果）　　　　　　　　图24-2　胖大海（圆果）

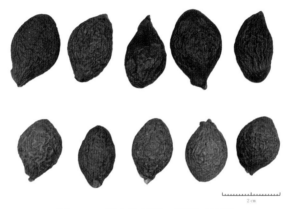

图24-3　胖大海长果、圆果对比图

【性状鉴别要点】

1. 呈纺锤形或椭圆形，先端钝圆，基部略尖而歪，具浅色的圆形种脐。

2. 表面棕色或暗棕色，微有光泽，外层种皮极薄，具不规则的干缩皱纹。质脆，易脱落。

3. 中层种皮较厚，黑褐色，质松易碎，遇水膨胀成海绵状。

4. 内层种皮可与中层种皮剥离，稍革质。

5. 胚乳2片，肥厚；子叶2枚，菲薄，紧贴胚乳内侧。

6. 断面中空，手摇无响声。

7. 气微，味淡，嚼之有黏性。

8. 水试：取本品加沸水适量，放置数分钟即可吸水膨胀成棕色半透明的海绵状物，体积为干品的6~8倍（图24-4、图24-5）。

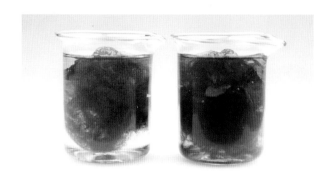

图24-4　胖大海水试（左长果、右圆果）

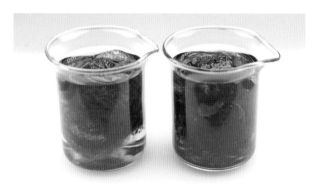

图24-5　胖大海水试（左长果、右圆果）

【品质选购】

以个大、质坚、色黄棕、有细纹及光泽、不破皮、膨胀性强者为佳。

【用法用量】

2~3枚；沸水泡服或煎服。

【贮存方法】

置干燥处，防霉，防蛀。

市场上曾发现有用圆粒苹婆的种子、青果与橄榄的干燥果实冒充胖大海的情况，目前市场上胖大海的混淆品及伪品极少见。

伪 品

圆粒苹婆：为梧桐科植物圆粒苹婆 *Sterculia scaphigera* Wall.的干燥种子。

呈类球形，外层种皮有细密的网状纹理。种子无胚乳，子叶两片，极肥厚，手摇有响声。气微，味微甘。

取本品加沸水适量，放置数分钟既吸水膨胀成棕色半透明的海绵状物，体积为干品的2倍左右。

党参（ཀླུ་བདུད་རྩ་ཟེ།）Dangshen

CODONOPSIS RADIX

【名称来源】

党参，又名潞党、台党、西党、东党、东党参、狮子盘头参、毛党参、蔓参等，收载于《中国药典》2020年版一部，为桔梗科植物党参*Codonopsis pilosula*（Franch.）Nannf.、素花党参*Codonopsis pilosula* Nannf. var. *modesta*（Nannf.）L. T. Shen或川党参*Codonopsis tangshen* Oliv 的干燥根。本品具有健脾益肺、养血生津的功效。

党参主产于山西、陕西、甘肃、四川等省及东北各地。潞党为党参的栽培品，主产于山西平顺、长治、壶关等地，为山西的道地药材。素花党参（纹党）主产于甘肃文县，四川南坪、松潘等地，因产地在西部地区，也称西党。川党参主产于重庆、四川、湖北等地。目前，党参药材有野生和栽培之分，野生党参质量较佳，习称为"野党参"，如山西五台山地区的野生品种称"台党"。目前野生资源产量有限，在资源调查过程中仅在山西、甘肃等地发现有少量分布。

党参作为食品原料在中国、朝鲜、韩国及东南亚地区使用历史悠久，常用来煲汤、煮粥、蒸米饭、煮菜、煮火锅、泡酒、制作党参脯等。此外党参还被开发出党参饼干、牛轧糖、饮料等食品，丰富了应用形式。

党参的鉴别有一个快记口诀：党参软，胶香甜，狮子盘头，菊花心。"软"指质地柔软；"胶"指支根断落处有黑褐色胶状物；"香甜"指有特殊香气，味甜，似奶糖；"狮子盘头"指根头部有多数疣状突起的茎痕及芽。"菊花心"指断面木质部呈放射状纹理。

【性状鉴别要点】

党参

1. 呈长圆柱形，稍弯曲。

2. 表面灰黄色、黄棕色至灰棕色，根头部有多数疣状突起的茎痕及芽。

3. 根头下有致密的环状横纹，栽培品环状横纹少或无。

4. 质稍柔软或稍硬而略带韧性。

5. 有特殊香气，味微甜（图25-1~图25-4）。

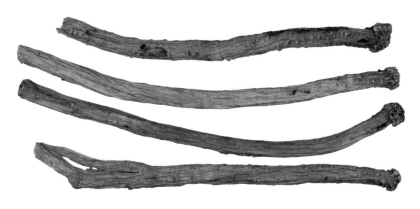

图25-1 党参（白条党）

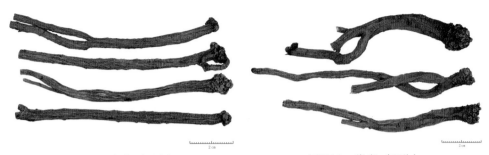

图25-2　党参（潞党）　　　　　　　图25-3　党参（野生）

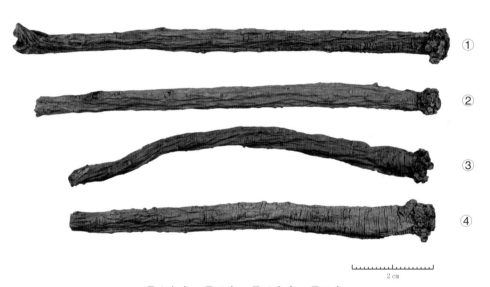

①白条党；②潞党；③川党参；④纹党。

图25-4　各种党参对比图

素花党参（纹党）

1. 呈长圆柱形。

2. 表面黄白色至灰黄色，根头下致密的环状横纹常为全长的一半以上。

3. 质稍硬，断面裂隙较多，皮部灰白色至淡棕色（图25-5）。

川党参

1. 呈长圆柱形。

2. 表面灰黄色至黄棕色，有明显不规则的纵沟。

3. 质较软而结实，断面裂隙较少，皮部黄白色（图25-6、图25-7）。

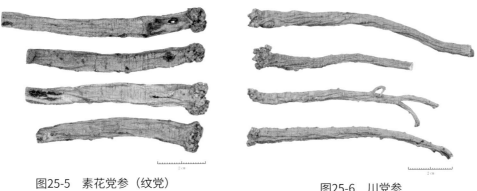

图25-5　素花党参（纹党）

图25-6　川党参

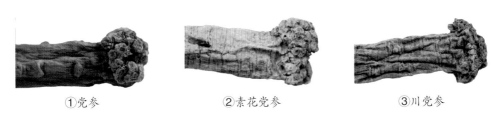

①党参　　　　　　②素花党参　　　　　　③川党参

图25-7　3种党参狮子盘头对比图（根头部疣状突起）

1. 呈类圆形的厚片。

2. 外表皮灰黄色、黄棕色至灰棕色，有时可见根头部有多数疣状突起的茎痕和芽。

3. 切面皮部淡棕黄色至黄棕色，木部淡黄色至黄色，有的有裂隙。

4. 质稍硬或略带韧性。

5. 有特殊香气，味微甜（图25-8~图25-11）。

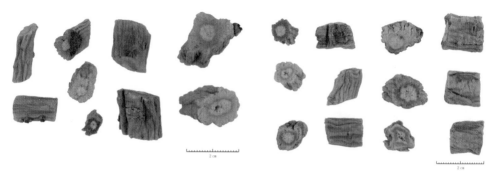

图25-8　党参（白条党片）　　　　图25-9　党参（潞党片）

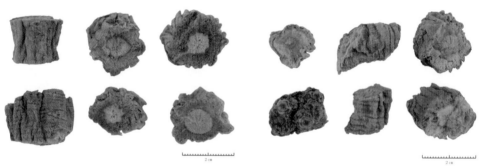

图25-10　素花党参（纹党片）　　　图25-11　川党参（片）

【品质选购】

以条粗长、质柔润、气味浓、嚼之无渣者为佳。

【用法用量与注意事项】

9～30 g，煎服，或熬膏，入丸、散。不宜与藜芦同用。

【贮存方法】

置通风干燥处，防蛀。

　　　　　　　　|　常见混淆品及伪品　|

　　党参常见混淆品有川明党（川明参）、明党参，这两种含糖量较少，质次；伪品有迷果芹，应注意甄别。

混淆品

　　1.川明参：为伞形科植物川明参*Chuanminshen violaceum* Sheh et Shan的干燥根。

　　呈长圆条形，下端略细，全体呈黄棕色至淡棕黄色，略光滑，有极稀疏的环状纹理，环纹凹下处常附有未去净的粗皮；质硬但不脆，不易折断，断面黄白色，内心有数圈白色透明的层状环纹，中央略呈白色。气微，口尝略有甜味。如图25-12、图25-13。

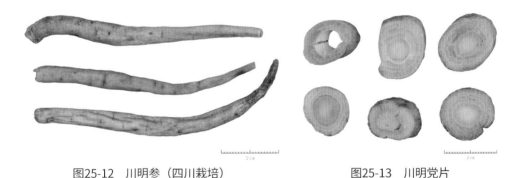

图25-12　川明参（四川栽培）　　　　　图25-13　川明党片

　　2.明党参：为伞形科植物明党参*Changium smyrnioides* Wolff的干燥根。

　　呈细长圆柱形、长纺锤形或不规则条块。表面黄白色或淡棕色，光滑或有纵沟纹和须根痕，有的具红棕色斑点。质硬而脆，断面角质样，皮部较薄，黄白色，木部类白色。气微香，味淡。如图25-14、图25-15。

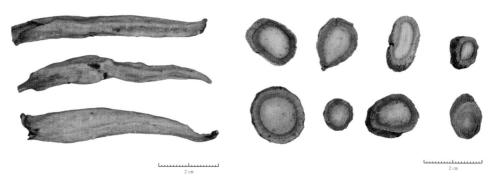

图25-14　明党参　　　　　　　　　图25-15　明党参片

伪 品 V

迷果芹：为伞形科植物迷果芹 *Sphallerocarpus gracillis* (Bess.) K.–Pol.的干燥根。

呈长圆柱形，略弯曲，渐细。表面土黄色、灰棕色或黄褐色。头部不膨大，可见残留茎基和黑色环状叶基。多不分枝，全体有明显纵皱纹、浅黄棕色横长皮孔痕和支根痕，顶端具横向环纹。质硬，易折断，断面淡黄白色，木部黄色，可见放射状裂隙。气微，味甘微辛、微麻舌，嚼之有明显的胡萝卜味。如图25-16。

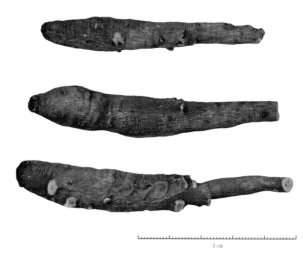

图25-16　迷果芹

黄精（ར་མངེ།）Huangjing

POLYGONATI RHIZOMA

【名称来源】

　　黄精，又名龙衔、马箭、笔管菜、鸡爪参等，收载于《中国药典》2020年版一部，为百合科植物滇黄精*Polygonatum kingianum* Coll. et Hemsl.、黄精*Polygonatum sibiricum* Red.或多花黄精*Polygonatum cyrtonema* Hua的干燥根茎。按形状不同，它们分别习称"大黄精""鸡头黄精""姜形黄精"。本品具有补气养阴，健脾，润肺，益肾的功效。

　　滇黄精产于云南；黄精主产于安徽（东部）、浙江（西北部）、东北和华北地区；多花黄精主产于湖北、陕西，以及长江以南地区。黄精是中国传统补益药，药用历史悠久，临床应用广泛，被称为"瑞草"。从古至今，黄精既可以作为良药医用，又可以作为美食入馔，烹成药膳更是补养佳品。

【性状鉴别要点】

 药材

滇黄精：

1. 肥厚肉质的结节块状或连接成串珠状。

2. 表面淡黄色至黄棕色，具环节，结节上侧有圆盘状茎痕。

3. 质硬而韧，不易折断，断面角质，淡黄色至黄棕色。

4. 气微，味甜，嚼之有黏性（图26-1、图26-2）。

黄精：

1. 呈结节状弯柱形，每节略呈圆锥形，头大尾细，形如鸡头。

2. 地上茎痕呈圆盘状，圆点状茎痕俗称"鸡眼"。

3. 表面黄白色或灰黄色，半透明，有纵皱纹（图26-3、图26-4）。

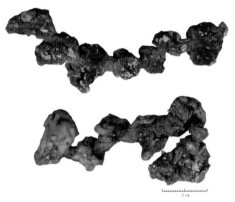

图26-1 滇黄精1

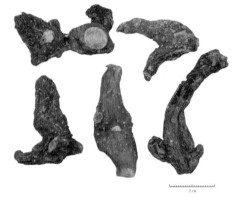

图26-2 滇黄精2

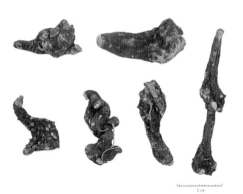

图26-3 黄精1

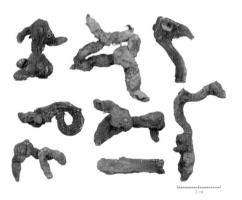

图26-4 黄精2

多花黄精：

1. 肉质肥厚，呈不规则结节状，形似生姜，长短不等。

2. 表面灰黄色或黄褐色，粗糙，结节上侧有突出的、较大的圆盘状茎痕，茎痕中间凹陷（图26-5、图26-6）。

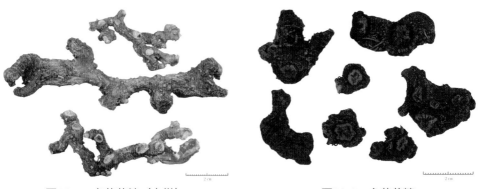

图26-5　多花黄精（安徽）　　　　　图26-6　多花黄精

饮片

1. 本品呈不规则的厚片，外表皮淡黄色至黄棕色。

2. 切面略呈角质样，淡黄色至黄棕色，可见多数淡黄色筋脉小点。

3. 质稍硬而韧。气微，味甜，嚼之有黏性（图26-7）。

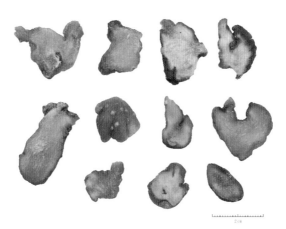

图26-7　黄精饮片

【品质选购】

以肉质肥厚、形体粗壮、色泽均匀、质硬而韧、味甜、断面"冰糖碴"者为佳。

【用法用量及注意事项】

9～15 g，煎服或入丸、散。味苦者不可药用。

【贮存方法】

置通风干燥处，防霉，防蛀。

────── │ 常见混淆品及伪品 │ ──────

由于黄精的用途广泛，临床用量增大，价格上升，致使不法药商以假乱真，有的以一些地区习用品种作为药用黄精。常见混淆品有湖北黄精、轮叶黄精、热河黄精；伪品有玉竹、菊芋等。

混淆品

1. 湖北黄精（苦黄精）：为百合科植物湖北黄精 *Polygonatum zanlanscianense* Pamp.的干燥根茎。

根茎较大，呈较短的连珠状，外皮灰黄棕色，具不规则较粗的皱纹，质硬，不易折断，断面平坦，稍呈角质样，类白色。嚼之味苦。如图26-8。

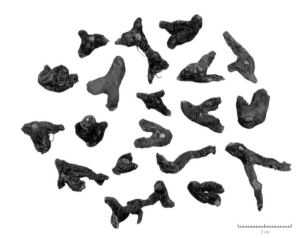

图26-8　湖北黄精（苦黄精）

2. 轮叶黄精：为百合科植物轮叶黄精*Polygonatum verticillatum* (L.) All. 的干燥根茎。

根状茎呈圆柱或长圆柱形，一头稍粗，有时呈连珠状，略扁，粗的一头多数具一个侧枝，呈人字形。茎表面具不规则的纵皱纹及纵沟和隆起的环节，质硬，易折断，断面略显角质样或显颗粒状，受潮时变软。气微，味先甘而后苦，嚼之略显黏性。如图26-9。

3. 热河黄精：为百合科植物热河黄精*Polygonatum macropodum* Turcz.的干燥根茎。

呈圆柱形，一端稍尖，有时分叉，直径1～2 cm。茎基附近节上具膜质的鞘，表面淡黄色，环纹不明显，半透明，质硬而脆或稍软，易折断。味甘，嚼之发黏。如图26-10。

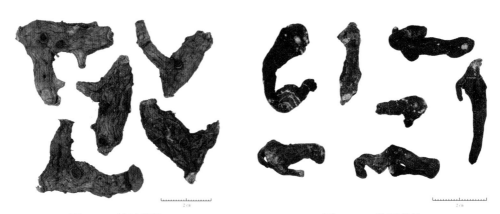

图26-9　轮叶黄精　　　　　　　　　　图26-10　热河黄精

伪品

1. 菊芋片：为菊科植物菊芋*Helianthus tuberosus* Linn.的干燥块茎切制成片状。

呈不规则的片状，外表灰黄色或棕黄色，切断面浅黄白色。气微，味微甜。如图26-11、图26-12。

2. 玉竹：为百合科植物玉竹*Polygonatum odoratum* （Mill.）Druce的干燥根茎。

本品呈长圆柱形，略扁，少有分枝，长4～18 cm，直径0.3～1.6 cm。表面黄白色或淡黄棕色，半透明，质硬而脆或稍软，易折断。味甘，嚼之发黏。如图26-13。

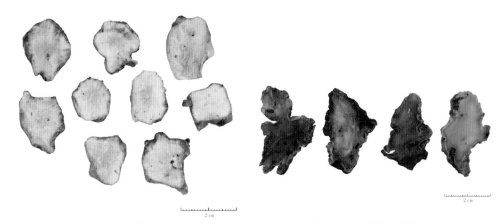

图26-11　菊芋片　　　　　　　　　　图26-12　菊芋片(鲜切片)

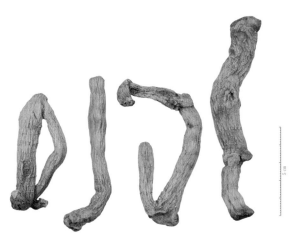

图26-13　玉竹

菊花（ མེ་ཏོག་ལྷུག་མིག ）Juhua

CHRYSANTHEMI FLOS

【名称来源】

菊花，又名菊、真菊、金精、甜菊花、药菊、簪头菊、秋菊，收载于《中国药典》2020年版一部，为菊科植物菊*Chrysanthemum morifolium* Ramat.的干燥头状花序。本品具有散风清热，平肝明目，清热解毒的功效。

菊花原产于我国，具有悠久的应用历史。现主要栽培于安徽、浙江、河南、江苏等地，四川、河北、山东等地亦产。菊花兼具药用、食用及茶用等多种用途。市场上销售的菊花品种繁多，性状不同，颜色也有差异。有的为药用品种，有的作为茶饮。菊花按产地和加工方法不同，分为"亳菊""滁菊""贡菊""杭菊""怀菊"。其中主产于安徽亳州的习称"亳菊"；主产于安徽滁州的习称"滁菊"；主产于安徽歙县、浙江德清（清菊）的习称"贡菊"；主产于浙江嘉兴、桐乡的习称"杭菊"。

《中国药典》除了收载药用菊花以外，还收载了野菊。野菊不是菊花的野生品种，是菊科植物野菊*Chrysanthemum indicum* L.的干燥头状花序，多为野生，具有清热解毒，泻火平肝的功效。野菊花不仅可以泡茶饮，它所含的黄色素还可以作为食品添加剂。市面上销售的除了这两种以外，还有许多作为茶饮的菊花，如菊花未开时的花蕾称胎菊，以及新疆等地产的雪菊等。

【 性状鉴别要点 】

亳菊：

1. 呈倒圆锥形或圆筒形，有时稍压扁呈扇形，直径1.5～3.0 cm。

2. 舌状花数层，类白色，劲直，上举，纵向折缩，散生金黄色腺点。

3. 管状花多数，为舌状花所隐藏，黄色，顶端5齿裂。

4. 体轻，质柔润，干时松脆。气清香，味甘、微苦（图27-1、图27-2）。

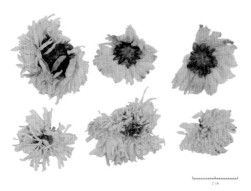

图27-1　亳菊1

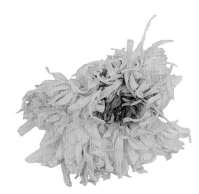

图27-2　亳菊2

杭菊：

1. 呈碟形或扁球形，直径2.5～4.0 cm，常数个相连成片。

2. 舌状花类白色或黄色，平展或微折叠，彼此粘连，通常无腺点。

3. 管状花多数，外露（图27-3~图27-6）。

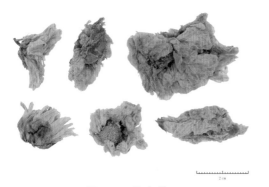

图27-3　杭白菊1

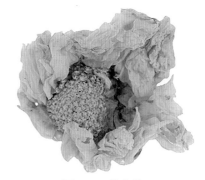

图27-4　杭白菊2

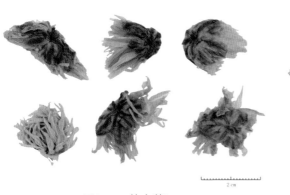

图27-5　杭白菊3

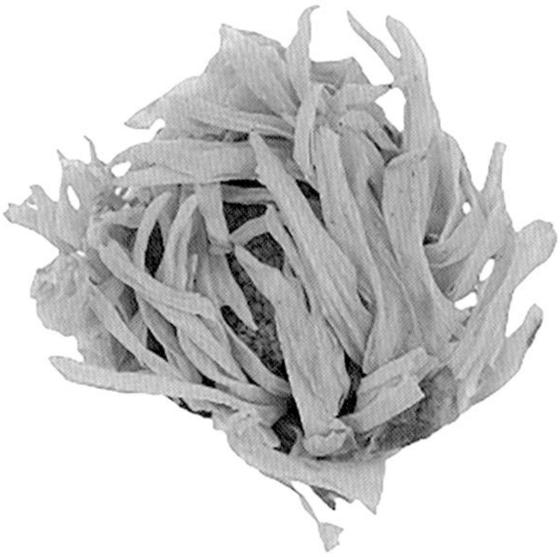

图27-6　杭白菊4

贡菊：

1. 呈扁球形或不规则球形，直径1.5～2.5 cm。

2. 舌状花白色或类白色，斜升，上部反折，边缘稍内卷而皱缩，通常无腺点。

3. 管状花少，外露（图27-7~图27-10）。

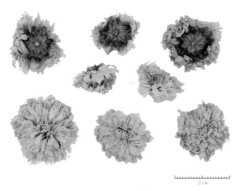

图27-7　贡菊1

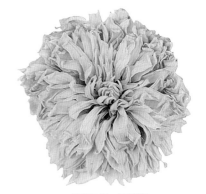

图27-8　贡菊2

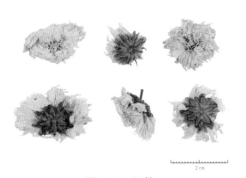

图27-9　贡菊3

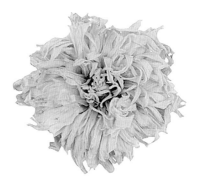

图27-10　贡菊4

167

滁菊：

1.呈不规则球形或扁球形，直径1.5～2.5 cm。

2.舌状花类白色，不规则扭曲，内卷，边缘皱缩，有时可见淡褐色腺点。

3.管状花多数，大多外露（图27-11、图27-12）。

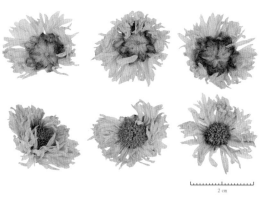

图27-11　滁菊1

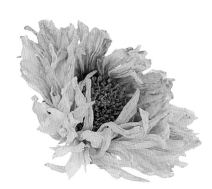

图27-12　滁菊2

怀菊：

1.呈不规则球形或扁球形，直径1.5～2.5 cm。

2.舌状花类白色或黄色，不规则扭曲，内卷，边缘皱缩，有时可见腺点。

3.管状花大多隐藏（图27-13、图27-14）。

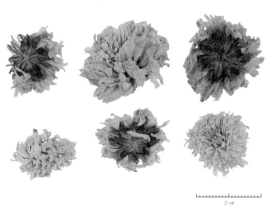

图27-13　怀白菊1

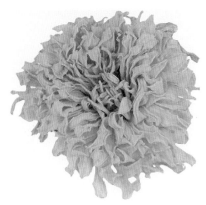

图27-14　怀白菊2

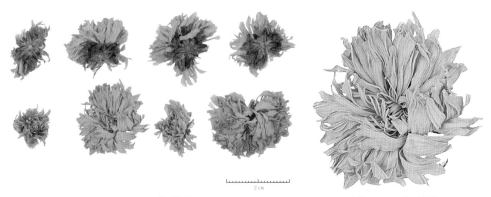

图27-15　怀黄菊1　　　　　　　　　图27-16　怀黄菊2

【品质选购】

以花朵完整、颜色新鲜、气清香、少梗叶者为佳。

【用法用量】

5～10 g，煎服或入丸、散，也可泡茶。

【贮存方法】

置阴凉干燥处，密闭保存，防霉，防蛀。

劣品

硫熏菊花可闻到较明显的刺激性酸味，口尝味道酸涩。陈货颜色暗淡（图27-17、图27-18）。

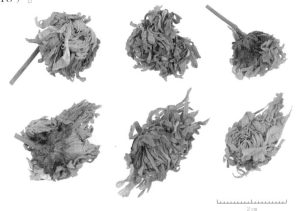

图27-17　劣品菊花（有硫陈货）

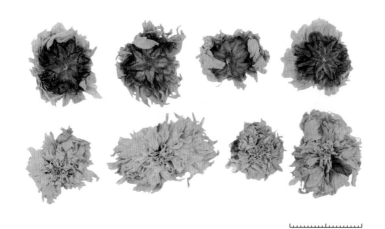

图27-18　劣品菊花（陈货）

水试：取菊花适量，浸泡于热水中，静置，水浸液呈淡黄色，澄清；用淀粉增重的菊花水浸液发黄、白色浑浊；用泥沙增重的菊花水浸液浑浊，水底可见泥沙沉淀（图27-19）。

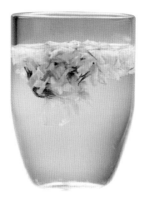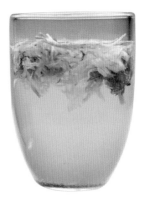

图27-19　菊花水试图（左菊花，右增重菊花）

| 常见劣品、混淆品及伪品 |

　　由于菊花使用广泛、需求量大，不法分子为牟取暴利，在干燥前向菊花中喷洒淀粉浆或泥沙以增加重量。还有的为了防止生虫，卖相美观，用硫黄过度熏制，可闻到较明显的刺激性酸味，口尝味道酸涩，购买时应注意。常见混淆品有胎菊、野菊花、雪菊；伪品有七月菊（太阳菊）等。

混淆品

1. 胎菊：为菊科植物菊*Chrysanthemum morifolium* Ramat.的干燥未开放花蕾，不符合《中国药典》规定的采收季节，常作为茶饮使用。

本品呈倒圆锥形、圆筒形或不规则球形。总苞呈盘状，包着花序；总苞片3~4层，卵形或椭圆形，草质，黄绿色或褐绿色，外面被柔毛，边缘膜质。体轻，质柔润，干时松脆。气清香，味甘、微苦。如图27-20、图27-21。

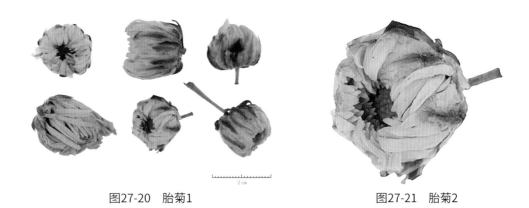

图27-20　胎菊1　　　　　　　　　　　　　图27-21　胎菊2

2. 野菊花：为菊科植物野菊*Chrysanthemum indicum* L.的干燥头状花序。

本品呈类球形，直径0.3 ~ 1.0 cm，棕黄色。总苞由4 ~ 5层苞片组成，外层苞片边缘膜质；内层苞片长椭圆形，膜质。舌状花1轮，黄色至棕黄色，舌片长10~13 mm。管状花多数，深黄色。体轻。气芳香，味苦。如图27-22、图27-23。

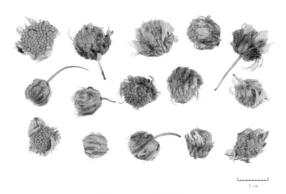

图27-22　野菊花1

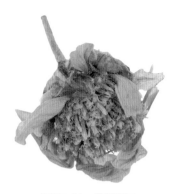

图27-23　野菊花2

3.雪菊：为菊科植物两色金鸡菊*Coreopsis tinctoria* Nutt.的干燥头状花序。

本品花序的外层苞片较内苞片短，卵形，浅灰绿色至浅棕色；内层苞片红棕色，边缘膜质，呈灰白色。舌状花黄色，舌片倒卵形，长8~15 mm。中央管状花紫红褐色至棕褐色，花冠狭钟形，顶端5齿裂，基部或中下部红褐色，常卷缩，易脱落。如图27-24、图27-25。

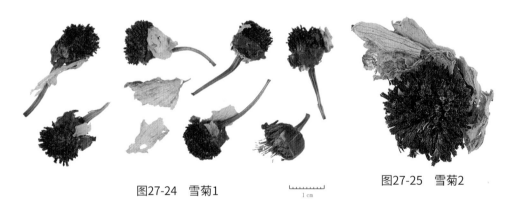

图27-24　雪菊1　　　　　　　　　　图27-25　雪菊2

伪品

七月菊（太阳菊）：为菊科植物七月菊*Chrysanthemum morifolium* Ramat. cv. Qiyueju的干燥头状花序。七月菊是一种非常适宜作为观赏植物的花卉，一些地区栽种用来冒充药用菊花销售。

本品花序梗着生处凸起，头状花序大，总苞片较平展，舌状花较长，管状花多，体轻，质稍硬、松脆。有轻微刺鼻性气味，味较苦。如图27–26、图27–27。

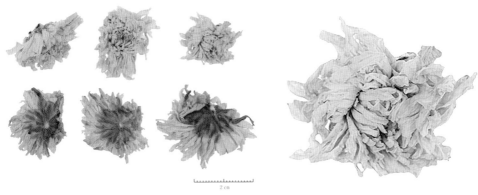

图27-26　七月菊1　　　　　　　　　　　图27-27　七月菊2

雪莲花（ ཀྱི་རོང་སྲུག་པ ）Xuelianhua

SAUSSUREAE MEDUSAE HERBA

【名称来源】

　　雪莲花，又名雪莲、雪兔子、麦朵刚拉、恰果苏巴等，收载于《中华人民共和国卫生部药品标准·藏药》第一册（1995年版），为菊科植物水母雪兔子*Saussurea medusa* Maxim.、绵头雪兔子*Saussurea laniceps* Hand.–Mazz. 的干燥全草。本品具有清热解毒、消肿止痛的功效。

　　雪莲花的花序像毛茸茸的兔子，这是雪莲花别名"雪兔子"的来历。雪莲花分布于高山冰缘地带，花序的绒毛不仅可以保暖避寒，还能使植物免受强紫外线的辐射，是植物适应恶劣环境、保障世代繁衍的一种生态适应。雪莲花生长在海拔3 000~5 600 m的高山流石滩这样的特殊生境中，主产于甘肃、青海、四川、云南、西藏等地，克什米尔地区也有分布（图28-1~图28-2）。雪莲入药最早记载于藏族经典著作

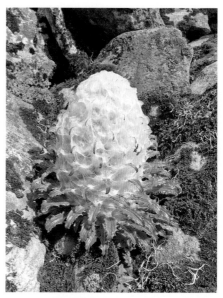

图28-1　绵头雪兔子（绵头雪莲）原植物

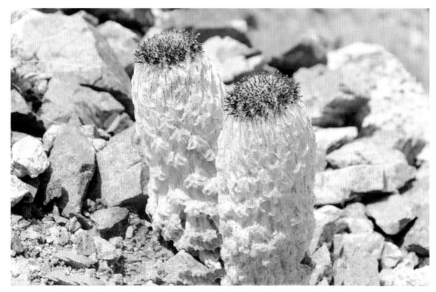

图28-2　水母雪兔子（水母雪莲）原植物

《月王药诊》，是我国藏族、蒙古族和维吾尔族的常用民族药。

　　雪莲花除了药用，民间还用于泡酒、代茶饮、药膳煲汤等。提起雪莲花，很多武侠迷一定不会陌生，武侠小说中的"雪莲花"不仅能够包治百病、起死回生，还能让功力大增，使白发变黑。实际上雪莲只是一种生活在高海拔、气候较恶劣地区的菊科植物，有些人利用采摘雪莲的难度或者知名度，违规大肆采摘，造成资源濒临枯竭。为了保护野生资源，研究人员开始尝试人工栽培，并取得了一定的成果。

【性状鉴别要点】

水母雪兔子（水母雪莲）：

1. 全株形似棉球状或圆柱状。

2. 根茎细长，表面黑褐色或黄褐色，上部残存黑色膜质叶基。茎中部以上

175

叶片密集排列，密被蛛丝状白色长绵毛。

3. 叶片展开后呈长椭圆形/长圆形或卵形披针形，叶缘具不规则圆形细锯齿，两面有腺毛。

4. 头状花序集茎顶，呈半球形，花冠紫色或紫红色。

5. 瘦果冠毛白色，内层羽状。

6. 气微，味微苦涩（图28-3）。

绵头雪兔子（绵头雪莲）：

1. 根茎粗壮，表面棕褐色。茎中部以上叶片密集排列，密被白色长绵毛。

2. 叶片展开后呈披针形或长卵形，边缘有波状浅齿。

3. 头状花序呈圆锥形。

4. 气微，味淡（图28-4）。

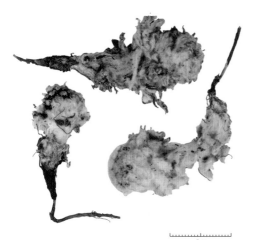 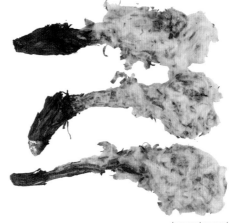

图28-3　水母雪兔子（水母雪莲）药材　　　图28-4　绵头雪兔子（绵头雪莲）药材

【品质选购】

以茎叶完整，花多者为佳。

【用法用量及注意事项】

3～5 g，煎服或浸酒。孕妇忌服。

【贮存方法】

置通风干燥处，防虫蛀。

──┃ 常见混淆品 ┃──

除了藏药标准收载的雪莲花以外，《中国药典》2020年版一部还收载天山雪莲，为菊科植物雪莲*Saussurea involucrata* (Kar. et Kir.) Sch.-Bip.的干燥地上部分。此外，《中华人民共和国卫生部药品标准·藏药》第一册（1995年版）还收载有与天山雪莲外形相似的藏族习用药材苞叶雪莲（ གཟན་དུག་ནག་པོ ），为菊科植物*Saussurea obvallata* (DC.) Edgew.的干燥地上部分。

混淆品

1. 天山雪莲：天山雪莲又名雪莲、荷莲、雪荷花、新疆雪莲花、优钵罗，维吾尔语称其为"塔格依力斯"，是维吾尔族习用药材，具有补肾活血，强筋骨，营养神经，调节体液异常的功效（维吾尔医），民间主要用它来治疗风湿性关节炎。天山雪莲主要分布在新疆天山山脉，海拔4 000 m左右的高山草坡悬崖陡壁之上、冰渍岩缝之中，为新疆特有的珍稀名贵中草药，也是列入《中国植物红皮书》的植物。天山雪莲因生于高山积雪之中，外形似莲花而得名，素有"雪山花王"之称。

天山雪莲上包裹着花序的淡黄色"卷心菜"样苞片，很多人误以为是花，其实是它的顶生叶子，为适应高原环境，最上部叶子演化成了苞叶。这些苞叶如同层层裹起的"棉被"，为其内部的花朵保暖。

总花序有头状花序10~20个，在茎顶密集成球形。总苞片3～4层，披针形，近等长，外层多呈紫褐色，内层棕黄色或黄白色。花管状，紫红色。瘦果圆柱形，具纵棱，冠毛乌白色，外层有短分枝，长3 mm，内层羽状，长1.5 cm。体轻，质脆。气微香，味微苦。如图28-5、图28-6。

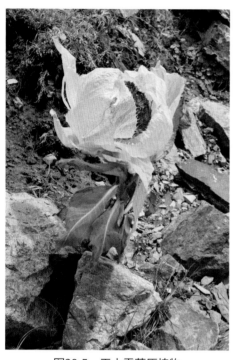

图28-5　天山雪莲原植物

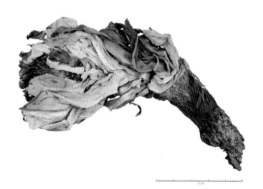

图28-6　天山雪莲药材

2. 苞叶雪莲：又名苞叶风毛菊、煞杜那布，为藏族习用药材，具有清热解表，解毒，清心凉血，祛风湿，止痛的功效。苞叶雪莲主产于甘肃（天水）、青海（祁连山、门源）、四川（乡城、汶川、甘孜、松潘、德格）、云南（丽江、贡山、德钦、中甸、维西）、西藏（察隅、墨脱、波密、林芝、错那、隆子、拉萨、亚东）。克什米尔、尼泊尔及印度西北部地区也有分布。

头状花序大小不等，直径0.6～2.0 cm，6～10个密集成团或单个散在。总苞片3层，呈卵状披针形，顶端及边缘多黑褐色，被密或稀疏白毛。花管状，暗褐色，长约10 mm。瘦果矩圆形，冠毛淡黄褐色，外层有短分枝，长5 mm，内层羽状，长1.2 cm。体轻，质脆。气微香，味淡。如图28-7、图28-8。

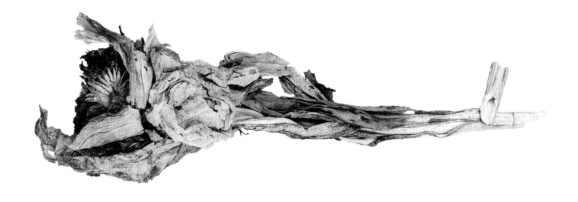

图28-7　苞叶雪莲药材

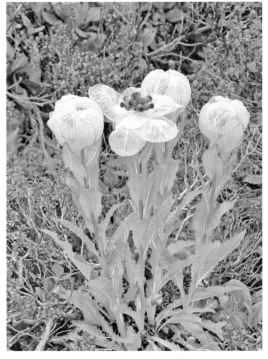

图28-8　苞叶雪莲原植物

薏苡仁（ དབྱི་ཡིས་རི་ད། ）Yiyiren

COICIS SEMEN

【名称来源】

薏苡仁，又名薏仁、苡米、薏米、薏珠子、薏苡、回回米等，收载于《中国药典》2020年版一部，为禾本科植物薏苡 *Coix lacryma-jobi* L.var.*ma-yuen* (Roman.) Stapf的干燥成熟种仁。本品具有利水渗湿，健脾止泻，除痹，排脓，解毒散结的功效。

薏苡仁采食、种植历史悠久，在中国历史发展进程中发挥着重要作用，我国大部分地区均有栽培，主产于河北、河南、四川、贵州、福建、云南等地。传统上产于河北安国、阜平的称为"祁薏米"；主产于福建浦城的称为"浦米仁"；主产于辽宁辽阳、庄河的称为"关米仁"。

薏苡仁作为药食同源品种，其用途广泛，营养丰富，四季皆可食用。作为跨界食品的薏苡仁有"生命健康之禾"的称谓，不仅可以煮粥、煲汤，还可以放到凉茶里，著名的甜品八宝粥中也有用到。

【性状鉴别要点】

1. 外观呈宽卵形或长椭圆形，长4～8 mm，宽3～6 mm。

2. 表面乳白色，光滑，腹面有一条宽而深的纵沟，沟口比较直立。

3. 质坚实，断面白色，粉性。

4. 气微，味微甜（图29-1、图29-2）。

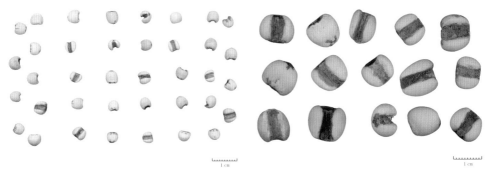

图29-1　薏苡仁药材（贵州）　　　　图29-2　薏苡仁药材放大图（贵州）

【品质选购】

　　以个大、饱满、色白者为佳。薏苡仁含有大量的脂肪油及淀粉，容易发霉变质，新鲜的薏苡仁有股稻谷的清香味或者天然的植物气味，如果有"哈喇味"或者别的味道，需谨慎购买。

【用法用量及注意事项】

　　9～30 g，煎服或入丸、散，浸酒。孕妇慎用。

【贮存方法】

　　置通风干燥处，防虫蛀。

| 常见伪品 |

　　市场上常见的薏苡仁伪品有来源于同属植物的草珠子，以及同科的小麦、大麦、高粱米等。

伪品

　　1.草珠子：为禾本科植物草珠子*Coix lacryma*-jobi L.的干燥种仁。本品呈宽卵形，表面乳白色，略透明，光滑。背面圆凸，腹面有一条阔宽而深的纵沟，沟口斜向外侧。质坚实，断面透明或角质样。气微，味微苦。如图29-3~图29-6。

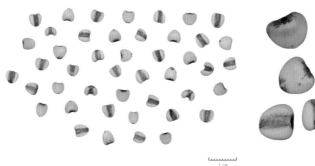

图29-3 草珠子（进口）

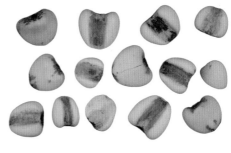

图29-4 草珠子放大图（进口）

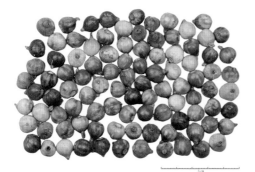

图29-5 草珠子颖果（具总苞；河北）

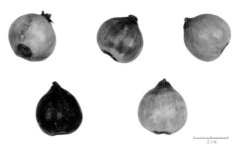

图29-6 草珠子颖果放大图（具总苞；河北）

2. 高粱：为禾本科植物高粱 *Sorghum bicolor* (Linn.) Moench的干燥种仁。

本品近圆形，两侧略隆起。表面乳白色，残存种皮浅黄棕色。一侧具浅凹痕，为直径的1/2，另一侧光滑。断面类白色。味微涩，略甜。如图29-7。

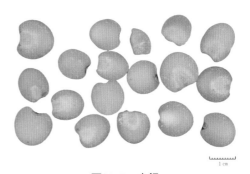

图29-7 高粱

3. 大麦：为禾本科植物大麦*Hordeum vulgare* Linn.的干燥种仁。

本品呈长圆形，两侧略隆起。表面灰白色，一侧具窄浅凹痕，浅凹痕与种仁近等长，色较深，呈浅棕色；另一侧光滑。断面类白色，粉性。气微，味微苦。如图29-8。

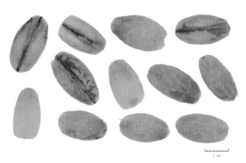

图29-8　大麦（去颖片）

参考文献

[1] 国家药典委员会.中华人民共和国药典：2020年版 一部[M].北京：中国医药科技出版社，2020.

[2] 中国药品生物制品检定所，广东省药品检验所.中国中药材真伪鉴别图典：常用贵重药材、进口药材分册[M].广州：广东科技出版社，1995.

[3] 边振甲，李云龙，等.药品快速检测技术研究与应用 中药卷[M].北京：化学工业出版社，2013：38.

[4] 林余霖.中国药典中药材及混伪品彩色图谱：第4卷[M].北京：中医古籍出版社，2017.

[5] 深圳市药品检验研究院.识药品味：常用中药科普[M].深圳：海天出版社，2022.

[6] 卫莹芳.中药鉴定学图表解[M].北京：人民卫生出版社，2011.

[7] 罗兴洪，任晋生.名贵中药材识别与应用[M].北京：中国医药科技出版社，2017.

[8] 北京市药品检验所.药检人教你识中药[M].北京：北京科学技术出版社，2018.

[9] 赵中振，陈虎彪.中药材鉴定图典[M].福州：福建科学技术出版社，2018.

[10] 李晖.西藏冬虫夏草资源[M].昆明：云南科技出版社，2012.

[11] 宋平顺，丁永辉，杨平荣.甘肃道地药材志[M].兰州：甘肃科学技术出版社，2016.

[12] 王淑红，康帅.探秘冬虫夏草[M].北京：人民卫生出版社，2020.

[13] 谷燕莉.红景天的品种整理和质量研究[D].北京：北京中医药大学，2003.

[14] 林永强，康帅.探秘金银花[M].北京：人民卫生出版社，2021.

[15] 赵中振.中振说本草[M].北京：中国中医药出版社，2017.

[16] 宋霞，刘亚蓉，徐智玮，等.药用红景天的品种整理及生药学鉴别研究[J].沈阳药科大学学报，2023，40（5）：637–648.

[17] 常晖，马存德，王二欢，等.经典名方中丁香药材的考证[J].华西药学杂志，2021，36（3）：341–350.

[18] 谭培艺，王春杰，于欢，等.丁香蒲桃果实母丁香化学成分研究[J].中草药，2022，53（11）：3280–3285.

[19] 杨洁瑜.母丁香质量标准研究[D].广州：广州中医药大学，2015.

[20] 郑国琦，苏雪玲，马玉，等.宁夏枸杞种子性状对果实大小的影响[J].北方园艺，2015（7）：134–137.

[21] 张晓娟，王有科.枸杞6个品种果实品质对比[J].安徽农业科学，2015，43（10）：89–90.

[22] 楼舒婷.黑果枸杞的活性成分和挥发性组分研究[D].杭州：浙江大学，2015.

[23] 林楠，杨宗学，蔺海明，等.不同产地枸杞质量的比较研究[J].甘肃农业大学学报，2013，48（2）：34–39.

[24] 杨文君.柴达木枸杞果实外观性状及有效成分的研究与评价[D].西宁：青海大学，2012.

[25] 徐鸿，刘晓芳，邓继华.金银花与其几种易混淆药材的性状快速鉴别[J].新疆中医药，2010，28（5）：40–42.

[26] 傅红.当归、欧当归和日本当归的鉴别比较研究[J].天津药学，2019，

31（6）：15-19.

[27] 车苏容，张家源，张秋梅，等.当归及其混淆品独活、欧当归的紫外鉴别[J].亚热带植物科学，2020，49（6）：473-476.

[28] 李争.三七及其混伪品鉴别方法研究[J].亚太传统医药，2017，13（13）：27-28.

[29] 王润云，刘如良，高天爱.三七及其易混淆品真伪鉴别分析[J].光明中医，2013，28（12）：2667-2668.

[30] 屈文佳，苏佳明，徐文娟，等.基于多成分定量分析的市售红参药材质量评价研究[J].中国中药杂志，2022（21）：5855-5862.

[31] 王敏，刘永利，段吉平，等.红参药材与饮片质量评价研究[J].中国药事，2017（6）：647-652.

[32] 田晓静，马忠仁，王彩霞.枸杞子掺伪检测方法的研究进展[J].食品安全质量检测学报，2015，6（10）：3911.

[33] 汪楠楠，周建理，杨青山.市售金银花及其混伪品的微性状鉴别[J].安徽医药，2014，18（3）：450-452.